Hanada新書 009

寿命を自分で決める時代

「若返り科学」で250年になる人生の設計図

早野元詞
Hayano Motoshi

飛鳥新社

プロローグ――「人生二五〇年時代」の到来

私は前著『エイジング革命』で、「老化」に関する科学全般と社会の変化を解説した。エイジング、すなわち老化に対して高い関心が寄せられている背景には、様々な要因が複雑に絡んでいる。それを理解するために分かりやすい映画がある。二〇二五年にネットフリックスが提供したドキュメンタリー『DON'T DIE：〝永遠に生きる〟を極めし男』だ。

このなかで主人公の起業家、ブライアン・ジョンソンは、ストイックに食事の内容を変えたり、カロリーを厳密に測ったり、あるいはエクササイズで肉体を追い込んだりして、「永遠の命」を得ようとする。

そのジョンソンは、こう語っている。

「問題解決においては心が重視されていますが、実は心こそが自己破壊的行動の源なのです」

体に悪いこと、あるいは寿命が短くなると分かっていても、やめられないものがあるが、それを決めているのは心だ。自分が置かれる様々な状況でも、どれを取捨選択するのかでは、やはり心が重要である。

単純に食事や運動といった習慣、老化研究のエビデンスをもとにした生活、健康寿命を延伸する技術など、これらを採用するか否《いな》か、いますぐにでも心の準備が必要だろう。

老化研究や社会実装の速度はライフサイエンスの論文数だけでは決まらない。

二〇二五年一月、ソフトバンクグループ、OpenAI（オープンＡＩ）、Oracle（オラクル）などが五〇〇〇億ドル（約七五兆円）を投資する「スターゲート」と呼ばれるＡＩ（人工知能）開発事業が発表された。また、中国ではオープンソースを活用した「DeepSeek（ディープシーク）」と呼ばれる「ChatGPT（チャットジーピーティー）」に匹敵する「ＬＬＭ」、すなわち大規模言語モデルが開発された。

技術の進展は目覚ましい――。

そしてアメリカではドナルド・トランプ政権が発足し、「アメリカを仮想通貨の首都にする」と発言するなど、新しい政策によって、既存の市場も大きく変化していく気配がある。これは老化の分野に関しても同様で、新しい技術が日進月歩で開発されている。それが私たちの生活において、ＡＩや仮想通貨といったものと一緒にどのように使われていくのか、目が離せない。

そうした背景のもと、本書では、前著よりもさらに深化した「老化科学」、いや「若返り科学」を、私という研究者の肉声として伝えてみたい。

そして、さらに「若返り」の研究が進むと、人類すべてが自分自身の寿命を決められる時代に入る。このことを詳説する。そこでは、各自が決める具体的な「人生」のパターンも紹介してみたい。

さて、世界的なベストセラーになり、二〇二〇年に日本でも翻訳出版されたのが『ＬＩＦＥＳＰＡＮ　老いなき世界』。その本の著者、ハーバード大学大学院教授、デビッド・シンクレアは、「老化は治療できる病気である」と確信している。この点について私は、インターネット媒体の「ＪＢｐｒｅｓｓ」で、ライターの竹林《たけばやし》篤実《あつみ》氏からインタビューを受けているが、以下、そのエッセンスも含めて述べる。

シンクレア教授は二〇年以上も老化の原因と若返りに関する研究を行い、研究成果を生かすためにベンチャーも起業している。私は、そのシンクレア教授の研究室で、二〇一三年から研究員を務めた。その私が、もうすぐ訪れる「人生二五〇年時代」に関する最新情報を日本の方々にお届けする、それが本書だ。

現在、アメリカでは、NIH（アメリカ国立衛生研究所）が老化治療薬の研究を二〇年以上進めており、FDA（アメリカ食品医薬品局）が老化に対する治療薬の開発を承認した。WHO（世界保健機関）でも老化を病気として議論している。

老化は、死亡原因となっている病気ほぼすべてのリスク因子であり、その原因を解明できるのであれば、そこに予防や治療の可能性が出てくる。歴史を振り返れば、既に一九三二年には、カロリー制限による延命効果が明らかにされていた。のちに実施されたサルの長期観察研究では、カロリー制限によって健康寿命が延びる可能性も示された。

現在では、そのメカニズムの一端として、SIRT（サーチュイン）をはじめ老化に影響を与える多くの遺伝子の存在が明らかにされつつある。老化を防ぐ方法は、少なくともマウスやサルなどでは見つかっているのだ。

またアメリカでは、NIHや後述する「ヘボリューション財団（Hevolution Foundation）」の支援を受けて、ニール・バルジライ博士が中心となり、糖尿病治療薬として知られるメトホルミンのアンチエイジング（抗老化）効果を確認する治験を行っている。糖尿病の治療薬として世界中に普及しているメトホルミンならば副作用などのリスクが少ないのではないかと、期待されている。

しかもメトホルミンは大量生産されており、低コストで供給できるため、抗老化薬としての期待は大きい。ほかにも免疫抑制剤であるラパマイシンの長寿効果が、マウスでは明らかにされている。

――いまアメリカでは、こうしたエイジング研究が活発に行われている。なかでも大きく注目されたのが、二〇二一年にスタートし、ノーベル生理学・医学賞を受賞した山中伸弥《やまなかしんや》教授もアドバイザーとして参画しているベンチャー企業「アルトス・ラボ（Altos Labs）」だ。

なぜ注目されたのか？　その出資金が実に三〇億ドル（約四五〇〇億円）と、途方もない金額だったからである。その資金提供者には、アマゾン創業者のジェフ・ベゾスも含まれている。

一方の日本では、医療分野の研究開発の中核的役割を担うために日本医療研究開発機構（AMED）が設立されたが、その事業全体に設定された予算が総額で約三三〇〇億円（二〇二二年度）……アルトス・ラボへの出資金の桁違いぶりが分かるはずだ。

この巨額資金でアルトス・ラボが目指すのは、アンチエイジングよりも一歩先に踏み込んだ領域「Rejuvenation（リジュヴネーション）」すなわち「若返り」だ。具体的な例としては、細胞の初期化を誘導する四つの遺伝子、通称「山中因子」を使って、老化した細胞を部分的に初期化して若返らせるのである。

ほかにもサウジアラビア王室が年間一〇億ドル（約一五〇〇億円）をも注ぎ込む先述のヘボリューション財団が、メトホルミンの研究に資金を投入している。

また二〇二三年三月には、人工知能チャットボット「ChatGPT」を作った「OpenAI」のサム・アルトマン最高経営責任者（CEO）も、長寿研究のスタートアップであるレトロ・バイオサイエンシズに対し、個人的に一億八〇〇〇万ドル（約二七〇億円）を投資した。このレトロ・バイオサイエンシズは、二〇二五年、一〇億ドル（約一五〇〇億円）の資金を調達したと報じられている。

このように老化研究は、もはや単に老化を防ぐ段階から、その次のステップへと進みつつある。では、どのような研究を行うのか？　たとえば「老いたマウスと若いマウスを結合させて血液を交換すると、老いたマウスが若返る」などという実験だ。日本でも二〇二一年、順天堂大学の南《みなみ》野《の》徹《とおる》教授が、マウスを用いた実験で老化細胞除去ワクチンの開発に成功している。

こうして現在では、アンチエイジングを超えて老化を治療するリジュヴネーションが注目を浴びているわけだが、サウジアラビアの億万長者が巨額の投資をためらわない理由は、なんとかして若返りたいという切実な望みがあるからなのだろう。

しかしジェフ・ベゾスやサム・アルトマンたちは、おそらく違う。すなわち「プラットフォーマー」として「若返り」という「基盤」を確立し、社会を変革したいのだ。

このような状況下、様々な研究によって明らかになりつつあるのが、老化のメカニズムである。老化を防止して若返らせる方法も、少しずつ明らかになりつつある。

ただし根本的な問い、すなわち「そもそも人はなぜ老化するのか」に対する答えは、これまで明らかになっていない。誰もが歳をとって老いるのは当たり前だと思ってきた。

しかし世界には、ほとんど老化しない生き物がいる。たとえばハダカデバネズミの寿命は約三〇年。ハツカネズミの寿命が三年ぐらいだから、ざっと一〇倍も長生きする。人間、そのなかでも日本人に当てはめれば、八〇〇年くらい生きることになる。

しかもハダカデバネズミは、年齢を重ねてもほとんど老化しないばかりか、ガンにも罹《かか》りにくい。だから生涯を通じて若いままで生き、まさにコロッと死ぬ。あるいはグリーンランド近辺に生息するニシオンデンザメの寿命は、五〇〇年といわれている。彼らにとって老化は、まったくもって必然ではないのだ。

そして、老化の制御に関係する遺伝子の影響は、たった一六%程度に留まる。つまり残りの八四%は、生まれてからの生活全般によって決まるのだ。

実際、ある競技の日本代表選手には一卵性双生児の兄がいるが、その遺伝子が同一の兄は、同じ競技の実力が大きく劣る。すなわち、生活や練習に対する態度が異なるからなのである。

つまり遺伝子が同じでも、たとえば二〇代に暴飲暴食を繰り返したりすると、その影響が五〇代以降に出てきて老化を早める。時には一卵性双生児の兄弟の見た目が大きく違う、などということも起こる。

このように、老化については様々な事実が明らかになりつつある。メトホルミンなどを投与すれば、ヒトの老化を遅らせる可能性が高まっており、また山中因子を使えば、若返りも不可能ではなくなる。

ただ私は、山中因子ではなく、特定の化合物を使う「若返り法」を探索しており、すでに候補となる化合物を、いくつも見つけている。そのなかの一つ、薬局にも売っている化合物を使って総額一億一〇〇万ドル（約一五〇億円）の賞金レース「Xプライズ ヘルススパン（XPRIZE Healthspan）」にも応募しているが、これは後述する。

老化を防ぐだけでなく、さらには若返りも可能になる——であるならば、その先に開けているのは、これまでとはまったく違う世界、すなわち、そもそも老化などせずに生きていける世界である。自分が望めば二〇代の体の機能を維持したまま、歳を重ねていける可能性もある。

また、本書のタイトルとなっているように、「寿命を自分で決める時代」もやって来る。すなわち、アスリートとして成功する人生を目指し、筋肉を筆頭とする肉体の強化を中心に生きるが、それによって寿命が三〇年で尽きてもいいという人や、とにかく肉体の消耗を避けて若返りに努め、二五〇歳まで細く長く生きるという人にもなれる……様々な人生を自分で設計できるようになるのだ。

「人生二五〇年時代」という世界が実現するには、まだ五〇～一〇〇年の開発が必要になりそうだが、「人生一五〇年時代」や「健康寿命一〇〇歳時代」は、二〇年ぐらい先には実現するだろう。

血漿《けっしょう》交換や遺伝子治療を含め、ありとあらゆる健康寿命延伸の技術を、先述のＩＴ富豪ブライアン・ジョンソンが試している。二〇二五年にネットフリックスで公開されたドキュメンタリーでは、息子のタルメージに対して親友のように接しているのが興味深い。そしてジョンソンは、こう語っている。

「前の時代では子どもにバトンを渡してきましたが、タルメージとは、いつまでも一緒に旅をしたいのです」――このように、健康寿命や最大寿命が延びていく先には、家族の価値観も変化していく。

そのため私は、老化研究に取り組むためのベンチャー「One Genomics（ワン・ジェノミクス）」をアメリカで起業し、老化研究と事業化を推進する組織として二つの「ASAGI Labs」を立ち上げた。一〇年後には世界を変える自信もある。

ただ、私とその仲間たちが何もしなくとも、アメリカを中心に、イノベーションの波が、世界中に押し寄せてくる。想像するよりもずっと早く、健康や老化の概念は変わっていく。その先には、人類にとって、どのような未来が待っているのだろうか？　本書で、その全貌を紹介したい。

なお、本書では一ドルを一五〇円で計算している。また、肩書は当時のものとし、敬称は基本的に略させていただいた。そして本書を補強するため、巻末に掲載した数多くの論文からエッセンスを抽出《ちゅうしゅつ》し、一般読者に読みやすい形で本文に落とし込んだ。

寿命を自分で決める時代◉目次

第三章 老化と「若返り」の最新科学

第四章　老化の原因エピゲノムとは何か？

主要参考文献　216

第一章　「老化は病気」がアメリカの常識

イーロン・マスクの脳インプラント実験

プロローグで述べた通り、老化の正体の解明が急速に進んでおり、老化の予防や進行の抑制も既に多くの研究成果が示されているので、あと一〇年で「若返り」も夢ではなくなる。寿命や健康寿命も可視化できるようになり、人間の寿命の限界が二五〇年になる日が、やがて訪れるだろう。

ここで、まず人間の寿命の限界について述べてみたい。寿命の限界は、医学的に算出した結果と、これまでの記録から、一二二歳前後と推定されていた。ただし、それはあくまでも、現在の医学や技術の限界のもとでの話だ。

一九〇〇年の世界の平均寿命は四二〜四四歳だった。ということは、この一二〇年で二倍になっている。これは、主に新生児の死亡率が減少し、背景にある医学の発展がその要因であることは自明である。

一方で、過去に私たちが予測していなかったような技術、たとえばゲノム編集といった生物学的な技術に加え、ニューラリンクなどによる工学的なイノベーションが加味されれば、次の一二〇年で、人間の寿命は現在の三倍、二五〇歳以上にもなるだろう。

このニューラリンクとは、テスラの最高経営責任者（ＣＥＯ）を務めるイーロン・マスクが率いる医療ベンチャーだ。そして二〇二四年一月二九日、ニューラリンクは、「脳へのデバイスのインプラント（埋め込み）を最初の被験者に実施した」と発表した。その結果、「ニューロン（神経細胞）から検出されるスパイク信号も有望である」と述べている。

このニューラリンクの脳インプラントは、外傷を負った人が思考するだけでコンピュータの操作を可能にすることを目指す。二〇二三年五月には、「アメリカ食品医薬品局（ＦＤＡ）からヒトを対象にした臨床試験の承認を得た」と発表した。そして、頸髄《けいずい》損傷などが原因で四肢が麻痺した被験者を募集していたのだ。

マスクによると、「電話やコンピュータを通じ、考えるだけで、ほぼすべてのデバイスの制御《せいぎょ》が可能になる」ということである。

考えてみれば、これは、漫画・アニメの『攻殻機動隊《こうかくきどうたい》』のなかに観る「電脳」と同じである。電脳化された人々は、通信や記憶がデバイス化された脳を使用し、時に人格までをも、別の若い体へと移植することができる。

近い将来、ヒトは宇宙へと生活圏を広げていく。そのため、こうした広い意味での「若返りテクノロジー」は、宇宙放射線などによって脳を含めた人体が厳しい環境下に置かれる宇宙では、必須のものとなっていく。そして、人類がより遠くの宇宙まで到達するためにも使用されるテクノロジーだろう。

ジェフ・ベゾスたちの目指すもの

社会インフラを見てみよう。イーロン・マスクが推進するニューラリンクの出現やAIの急激な進歩に鑑みると、エンタメも自動車社会も宇宙旅行も、二〇五〇年には、まったく違ったものになるだろう。

たとえば「老化時計（Aging Clock）」。これには個人の「老化履歴」ともいえる各種データが刻まれている。アップルウオッチやスマートグラスのように体に装着するもので、何を食べているのか、目の動きや声の音域はどうか、血圧や血糖値、あるいは歩行速度はどうかといった、日々の健康データを蓄積する。こうして個人の健康状態が分かるようになるのだ。また、血液中のタンパク質やDNAに刻まれている老化の度合いを測定することで、未来の自分をも正確に知ることができる。

ここで面白い事例として、予防医学の権威であるマーク・ハイマン博士が共同創設した個別化医療検査プラットフォーム「ファンクションヘルス（Function Health）」を紹介したい。現在は、まだβ版（正規版が発表される前にユーザーに試用してもらうサンプル）ではあるが、ここでは年間四九九ドル（約七万五〇〇〇円）で、医療現場ではほとんど実施されない一〇〇項目以上の検査を二回受けることができる。既に約五万人の有料会員がおり、二〇万人以上がキャンセル待ちをしている。

このプラットフォームは、「予測（Predictive）」「予防（Preventive）」「個別化（Personalized）」「参加型（Participatory）」の頭文字を取って「P４医療」と呼ばれる概念をもとに構築されている。特に、人々が自身の健康を管理できるようにすること、自分のデータを持つこと、そして医師から得られる情報だけに頼らないことを重視している。

そして、ＬＤＬ（悪玉コレステロール）、ＨＤＬ（善玉コレステロール）、総コレステロールといった「時代遅れ」の指標ではなく、学術的に報告されている新しいバイオマーカー（病状の変化や治療の目安となる生理学的な指標や物質）を検査し、様々な疾患リスクや「生物学的年齢」を示してくれる。

そうなると将来は、たとえば初デートのときに、「あなたの老化時計を見せて」と、なるかもしれない。おそらく「暦年齢《こよみねんれい》」ではなく、身体的な機能を表した「生物学的年齢」が重要になるだろう。

すると「七〇歳だからそろそろ自動車の運転を諦めよう」となるのではなく、暦年齢に関係なく様々なことに挑戦できるようになる。ただ逆にいえば、マッチングアプリには生物学的年齢が表示されるため、暦年齢が二五歳であっても、生物学的年齢は四〇歳と表示されるかもしれない。それまで不摂生《ふせっせい》な生活をしてきたからだ。すると、あなたの外見的、あるいは経済的な魅力も損なわれてしまうかもしれない。

イーロン・マスクやジェフ・ベゾス、サム・アルトマンたちは、このような時代に、「若返り」を社会のプラットフォームにしようとしている。それは、AIやインターネットと同じような性質を持つものだ。ただ単に、自分の寿命を延ばしたいわけではない。人類を、社会を、根底から変えたいと思っているのだ。

いずれにしても「若返り」の世界は、医学や薬学に携わる人間ではなく、プラットフォーマーと呼ばれるIT業界の人たちによってリードされている。

そして、こうしたプラットフォーマーたちは、大学で研究者になってから起業するのではなく、直接スタートアップに入る。そこでカネと人材を集めて研究したほうが、優れた成果を収められるからだ。

一方、日本の場合、アメリカのように、いきなりスタートアップが数百億円もの資金を集めることはない。むしろ日本のバイオテックスタートアップは、上場しても一〇〇億円前後しか集められないため、「一〇〇均」とさえ揶揄《やゆ》されている。それゆえ日本人も、みな、海外へ向かうのだ。実際、私の会社「One Genomics」も、サンフランシスコが活動拠点である。

六五～八〇歳の人が一〇～二〇歳の若返り

こうした状況下で、Xプライズ財団が、新しいコンテストを提案した。「MITテクノロジーレビュー」によると、概要は、以下のようなものだ。

「一〇年以上若返らせたら賞金一億一〇〇〇万ドル」――「月面探査コンテスト」などで知られるXプライズ財団は、高齢者の「認知機能」「免疫機能」「筋肉機能」を少なくとも一〇年以上若返らせる技術に対して、総額一億ドルを超える金額を提供するコンテストを発表した。多くの研究者が興味を示しており、老化分野の研究を加速させる可能性がある。

おカネで幸福は買えないが、Xプライズ財団の共同創設者であるピーター・ディアマンディスは、「おカネで健康を買えるかもしれない」と期待する。そのため画期的なテクノロジーの開発を後押しするため、世界的なコンテストに資金を提供しているのだ。

ただし間違ってはいけないことがある。Xプライズ財団が最も重要視しているのは革新的技術の民主化であるという点だ。つまり、一部の人だけが最新技術を使うのではなく、すべての人が技術の進歩を享受する世界を目指している。

そして、加齢に伴う精神的および肉体的な衰えに対処することを目的として、過去最高となる賞金総額一億一〇〇万ドル（約一五〇億円）のコンテストを開催する旨を、二〇二三年一一月二九日に発表した。

このコンテストでの優勝者は、二〇三〇年までに、「認知機能」「免疫機能」「筋肉機能」という三つの重要な領域において、自らの治療方法によって、高齢者の時計の針を、少なくとも一〇年は巻き戻せると証明しなければならない。

ディアマンディスは、その目的を、「老化そのものを逆転させること」ではなく、むしろ「加齢とともに失われる機能の一部を回復させること」だとする。

過去一二〇年間にヒトの寿命は二倍に延びた。しかし多くの人は、晩年を様々な慢性疾患や加齢に伴う病気と付き合いながら過ごしている。

「人生の終わりに、人が心から望むものは何でしょうか？　元気はつらつとして、活力を感じることです」とディアマンディスは述べている。

老化の治療法を開発している研究者にとって、この賞の提起は、歓迎すべきニュースだ。億万長者たちが長寿の実現に取り組む企業に投資しているが、「この分野における投資家の資金のほとんどは、老化に伴う慢性疾患など、特定の疾患の治療法に使われている」と、「カンブリアン・バイオファーマ（Cambrian Biopharma）」のジェームズ・パイアー最高経営責任者（ＣＥＯ）は語る。

多くの研究者は、心臓発作、ガン、アルツハイマー病などの加齢に伴う疾患は、老化プロセスそのものによって引き起こされると考えている。Ｘプライズ財団の賞金は、その治療法を実証するための治験に必要な資金となる可能性がある。

このコンテストに勝つためには、各チームが、「六五〜八〇歳の健康な人が、一〇〜二〇歳の若返りに相当する、認知機能、免疫機能、筋肉機能での改善効果がある治療法」を開発しなければならない。

さらに準決勝から決勝に進むためには、一年間で、初期的な仮説をヒトにおいて証明する必要がある。そして決勝では、ヒトを対象として、約四年間で一〇年以上の若返りを達成することが条件だ。

ただ新薬の開発には膨大な資金と時間がかかるので、この賞には間に合わない。つまり既に安全性が担保されており、安価であるにもかかわらず、実は健康寿命を延伸する、というようなものが見つかってくるのではないだろうか。

それは、マウスを使った実験で大いに有望だと示されている免疫抑制剤、後述するラパマイシンのような、既に承認されている薬であるかもしれない。あるいは、増殖が停止しても死なない「ゾンビ細胞」を標的とする化合物かもしれない。もしくは、「若返り」を促すための細胞の再プログラミングといった、より過激な方法かもしれない。

はたまた、まったく新しい方法かもしれない……「私たちは破壊的な変化を促進しようとしている」と、ディアマンディスは述べている。そして、「この高額な賞金は数千のチームを参加する気にさせるためのものだ」ともいう。

二〇年分の若返りを実証したチーム

シアトルのワシントン大学で老化を研究するマット・ケーバーライン教授は、「Xプライズ財団が設定したハードルは確かに高いが、高すぎるとはいえない」とする。「私たちは健康状態を改善できると理解しています。そして、それがこの賞の目指すところです」

とも語る。ここからも「ＭＩＴテクノロジーレビュー」から引用して、概要を述べる。

ケーバーライン教授は、「食事、栄養、睡眠を大幅に変えるだけでも、筋肉の機能を一〇年若返らせるのに十分ではないか」と考えている。とはいえ、成功を測るのは難しくなりそうだ。

評価の方法は、関係者にとっても不透明だ。ニューヨークのアルベルト・アインシュタイン医学校の老化研究所で所長を務め、Ｘプライズ財団の「若返り」コンテストで科学諮問委員会のメンバーでもあるニール・バルジライは、「主催チームは、まだ具体的な評価基準を決めていない」とする。ただ、「そうはいっても、これらの決定を下すチームは賢明で信頼できるものだ」とケーバーライン教授は話す。

コンテストのガイドラインでは、六分間の歩行距離、ＭＲＩ（磁気共鳴《きょうめい》画像法）で測定した筋肉量、認知機能レベル、免疫レベル（好中球《こうちゅうきゅう》／リンパ球比）といった内容が評価方法の事例として記載されている。これらは、一般的な臨床現場や臨床試験でも使用されているものだ。

Ｘプライズ財団の考えはシンプルだ。「多額の賞金が競争を刺激し、抜本的なイノベーションにつながる」ということ。これが、うまく作用することもある。一九九六年の最初のコンテストが、初の民間宇宙飛行の実現につながったのだ。

この「若返り」をターゲットにしたXプライズ財団のコンテストは、ディアマンディス、長寿ビジネス関連の投資家であるセルゲイ・ヤング、生物医学的老年学者のオーブリー・デ・グレイ、そしてフェイスブック傘下でVR事業を展開したオキュラスの共同創業者マイケル・アントノフらの議論に触発されて、何年にもわたって企画が進められてきた。

そしてヤングとアントノフは、コンテストの実現可能性を調査するためにシード資金を提供した。続いてディアマンディスが、サウジアラビアのリヤドで開催されたグローバル・ヘルススパン・サミットで、一億一〇〇〇万ドルの賞金を発表したのだ。

このイベントは、二〇二一年にサウジアラビア王室が立ち上げた非営利のヘボリューション財団が主催するもので、老化の研究に年間一〇億ドル（一五〇〇億円）を費やす計画の一環である。ヘボリューション財団は、このコンテストの賞金のうち、最高額となる四〇〇〇万ドル（約六〇億円）を拠出している。

もう一方の大口資金提供者は、ヨガウエア販売会社ルルレモン・アスレティカ（Lululemon Athletica）の創業者であるチップ・ウィルソンで、賞金二六〇〇万ドル（約三九億円）を寄付した。ウィルソンはまた、顔面肩甲上腕型筋ジストロフィー患者の筋肉機能を一〇年前に戻すことができる治療法を開発したチームに対して、さらに一〇〇〇万ドル（約一五億円）を拠出した。

賞金は三回に分けて授与される。「二年後、最大四〇チームが二五万ドル（約三八〇〇万円）を受け取る」とディアマンディスは語る。

これらのチームがどのように選ばれるかは、まだ明らかではない。しかし三～四年後には、上位一〇チームがそれぞれ一〇〇万ドル（約一・五億円）を受け取る。つまり、優勝者の賞金として八一〇〇万ドル（約一二二億円）が残り、勝者は二〇三〇年に発表される予定となっている。

そして、二〇年分の若返り効果を実証したチームには、賞金の全額が贈られる。一五年分の若返りには七一〇〇万ドル（約一〇七億円）を、一〇年分の若返りには六一〇〇万ドル（約九二億円）が贈られる。

サンフランシスコ近郊に位置するバック加齢研究所（Buck Institute）で老化の生物学を研究するゴードン・リスゴー教授は、この発表を「素晴らしい」と評する。リスゴー教授は、このコンテストによって、新たな治療法の開発、老化の測定、ヒトを対象とした研究などにおける、この分野の研究阻害要因が解消されることに期待しているという。そして、「この分野には膨大なリソースの流入が必要だ」とも述べる。

アメリカで「若返り産業」を立ち上げようとしている人たちは、先述の通り、社会の新しいプラットフォームを作ろうとしている。ゆえに、薬学系や医学系の人間は集まってこない。これはすなわち、AI業界やインターネット業界と同じ人たちが集まっているということだ。

研究者たちは、まずスタートアップに入る。そうして「若返り産業」の全体像をつかんだあとに、大学の研究職に戻る。そんな人間が多い。

まず、数年前に概念が変わった。「若返りは可能である」と。ゆえに優秀な人間が、確信を持って、人生設計のなかに「若返り」を繰り入れるようになったのだ。

また、プラットフォーマーを目指す人たちの役割は、「そのときに現れた技術に適応すること」である。そういう意味でも「若返り」は、AI産業や宇宙産業と同様、次世代の中心的な産業になっていくはずだ。

認知・免疫・筋肉を一〇年以上若返らせる風邪薬

かくいう私も、「Xプライズ ヘルススパン」に対して、一般財団法人「ASAGI Labs（アサギラボス）」として、また株式会社「ASAGI Labs（アサギラブス）」と連携する形で挑戦している。

二〇二四年時点で、日本には六五歳以上の高齢者が三六二五万人おり、総人口の二九・三％を占める。先進国でダントツの数字だ。そのため健康寿命は、日本人が直面する重大な課題である。

健康寿命とは、「健康上の問題で日常生活が制限されることなく生活できる期間」だが、厚生労働省の資料によれば、二〇二二年の男性の健康寿命は七二・五七年で、平均寿命との差は八・四九年、女性の健康寿命は七五・四五年で、平均寿命との差は一一・六三年である。

ちなみに、この健康寿命では、男女ともに静岡県が一位、最下位は男女ともに岩手県だった。そして健康長寿の県というイメージのある沖縄県は、男性がワースト三位、女性がワースト二位……これは意外な数字ではないだろうか。

このように高齢化が進行する日本……しかし、誰もが暦年齢に縛られることなく、いきいきと挑戦できる社会として、世界のモデルケースになることもできる。さらにいえば、イノベーションによって、健康寿命を延伸する「若返り」の技術やサービスを輸出するチャンスに溢れている国でもある。

老化に関わる基礎研究を行う一般財団法人アサギラボス、そして基礎研究の成果を社会へ届ける株式会社アサギラブスを二〇二四年に私たちが設立したのは先述の通りだ。そんな私たちが「Xプライズ ヘルススパン」で「認知機能」「免疫機能」「筋肉機能」を一〇年以上改善するために活用する素材は、薬局で販売されている風邪薬の成分である。

具体的には、咳が出て痰がからんでいるときに使用するムコソルバンである。ムコソルバンは四〇年以上も使用されており、安全性を含むデータが膨大に蓄積されていて、近年ではパーキンソン病の治療薬としても開発が進められている。

もしこの成分が、「認知機能」「免疫機能」「筋肉機能」を改善するうえで非常に安価であり、安全性が高いのであれば、それこそ最高の薬剤である。これは、海外で老化の症状を治療する目的で開発されているメトホルミンのケースでも同様だ。

このように、既に承認されている安価な薬を活用することは、世界に大きなインパクトを及ぼす。しかし、ビジネス的には難しい。

いずれにせよ、Xプライズ財団とへボリューション財団が協力してイニシアチブを取り、世界の概念を変えようとする姿には共感を覚える。一方、日本人が国民皆保険制度というぬるま湯に浸かり、あるいはアンチエイジングに終始し、「若返り研究」においては後進国となっていることが残念である。

膨大なデータからＡＩで創薬

次世代の中心的な産業となるバイオテックに関しては、アメリカの長寿バイオテクノロジー協会（The Longevity Biotechnology Association：LBA）が、その定義を提案している。

その使命は、加齢に関連する疾病の予防・回復を目指し、新しい治療法の開発によって健康寿命を延伸すること。強力な科学的なエビデンスに基づいて老化プロセスを明らかにし、薬事承認を目指すこと。さらに、その後、複数の加齢関連疾患の予防薬や健康寿命の延伸に資する薬の承認を目指すこと。このような内容だ。

具体的には現在、「カンブリアン・バイオファーマ（Cambrian Biopharma）」「リジュヴネート・バイオ（Rejuvenate Bio）」「コーバー（CohBar）」「ライジェネシス（LyGenesis）」「ジェンサイト・バイオロジクス（GenSight Biologics）」「デナリ・セラピューティクス（Denali Therapeutics）」「ユニティ・バイオテクノロジー（Unity Biotechnology）」「ファーマトロフィックス（PharmatrophiX）」「レトロトープ（Retrotope）」「ナビター・ファーマシューティカルズ（Navitor Pharmaceuticals）」「プロテオスタシス・セラピューティクス（Proteostasis Therapeutics）」といったバイオテックが、時間とともに変化する身体機能や、加齢によって引き起こされる疾患を研究し、治療薬の開発を進めている。

特にカンブリアン・バイオファーマは、老化関連疾患の予防や治療を狙ったバイオテックであり、CEOのジェームズ・パイアーは、「バイオテック・ブレークスルー賞」を二〇二二年に受賞している。

このカンブリアン・バイオファーマは、科学、投資、医薬品開発といった分野の専門家を集めている。そうして大学が行っている学術的に面白い研究を見出《みいだ》し、開発計画を立案するのだ。その後、一定のところまで成長させて、開発している医薬品ごと子会社のような形で独立させる。そして各自が資金調達を行い、臨床試験を行っている。

このようにプロフェッショナルなチームが立ち上げをリードし、初期リスクを下げ、有効な治療法が見出されていない病気に対する治療薬の研究、老化の遅延や健康寿命の延伸を狙うアプローチを見ると、将来的に新薬が次々に開発されていくことが予測される。

もう一つの創薬企業は「インシリコ・メディシン（Insilico Medicine）」。

二〇二二年から「OpenAI」の「ChatGPT」やグーグルの「Gemini（ジェミニ）」など対話型のＡＩ（人工知能）が世界を席巻《せっけん》し、急速にわれわれの生活のなかに入り込んできた。医療の世界でも、医師に代わって医療データを診断するということが、実際に進められている。

インシリコ・メディシンは二〇二四年、治療薬の開発で実験動物を行わず、代わりにＡＩを使って、特発性肺線維《はいせんい》症の原因となっているタンパク質を阻害し、安定的に体のなかで機能する薬を開発した。

「健常な人に対する安全性試験も完了した」と報告している。

このほかにも膨大なデータを活用し、ＡＩによって薬の成分を予測する動きが世界中で進められており、日本では中外製薬や「FRONTEO（フロンテオ）」といった企業が推進している。今後、老化に着目した「ＡＩ創薬」のスタートアップも登場するかもしれない。

先述の通り二〇二三年一一月には、Ｘプライズ財団が、一〇年以上の「若返り技術」を創出したチームに対し一億一〇〇万ドル（約一五〇億円）を提供すると発表している。「認知機能」「筋肉機能」「免疫機能」という三つの項目のいずれかを一〇年以上若返らせることが目標となっているが、臨床試験で有効性を証明するところまで求められている。

おそらく、この「若返り技術」のなかには、アルツハイマー病やサルコペニア（筋肉量の減少に伴い筋力や身体機能が低下する状態）といった脳や筋肉に関係する疾患を治療する治療薬として、「化合物」「ｍＲＮＡ（メッセンジャーＲＮＡ）」「ペプチド」なども候補に挙がるだろう。

このように、社会コミュニティをつないで一つの目標に方向づける動きも、「若返り」の世界観を定着させる力となっている。

私の研究室でも、データを活用した食品、既に使われている薬、まったく新しい薬の開発を、それぞれ行っている。時に複数の研究をシンクロさせながら、Ｘプライズ財団の目指す世界をクリアする創薬バイオテックを、次々と生み出すことを目指している。

「若返り創薬」の業界全体が、後述する「老化時計（Aging Clock）」のように、身体機能を正確に診断し、個別化された医薬品を提供することを望んでいる。

ベルリンの「若返りサミット」

そんななか二〇二四年五月一〇〜一一日、ドイツのベルリンにおいて「Rejuvenation Startup Summit（リジュヴネーション・スタートアップ・サミット：若返りスタートアップ・サミット）」が開催された。

このサミットは、二年に一度のペースで開催されており、私も二年ぶりにベルリンを訪れ、その清々《すがすが》しい春を体験した。この季節の、午後一〇時ごろまで明るいベルリンは天国のようで、私は大好きだ。

プログラムのオープニング講演はヘボリューション財団CEOのマイケル・グリーブが務めた。先述の通り、ヘボリューション財団はサウジアラビアの王室がリードする非営利団体で、二〇二一年に設立された。

そのウェブページには、「健康寿命科学の新分野における独立した研究と起業家精神を推進するために、助成金と初期段階の投資を提供する世界初の非営利団体」だと記載されている。そして、年間一〇億ドル（約一五〇〇億円）を投資すると声明を出しており、これまでに多くのスタートアップや研究機関と連携している。

グリーブは講演のなかで、「リジュヴネーション（若返り）が科学小説ではなく、科学に基づく新しい治療法と、ビジネスモデルを創る時代に突入している」と語った。そして、これまでの保険のシステム、医薬品や医療機器の開発手法とは異なる新しいアプローチで、健康寿命を延伸する製品開発の重要性を語っている。

ところが日本国内では、いまだに科学的なエビデンスに基づかない民間療法が誇大に喧《けん》伝《でん》され、効果が実証されていないサプリメントが蔓延《まんえん》している。それが現状である。

ところがアメリカや世界では、過去一〇年間に、老化研究は劇的に進展した。一方、日本では、次元の異なるイノベーションを創出しようとする試みは見られない。

少子高齢化、医療費の増大、生産年齢人口の減少……こうした深刻な問題を抱えている日本……全人口に占める六五歳以上の人口が二五％を突破している……しかし、先の若返りスタートアップ・サミットに参加している日本人は皆無に近い……。

このサミットで、グリーブは、また次のようにも指摘している。

「われわれのチャレンジは、健康寿命を延伸する方法を開発すること。そして、それをスタートアップのような民間セクターが、リスクを取って多くの人が使えるように証明し、世界に新しい可能性を見せることが重要だ」

Xプライズ財団のジェイミー・ジャスティスも、二〇二四年五月七日に東京都内で開催されたイベントにおいて、「新しい治療法」「臨床時の有効性」「コンセプトの実証」の重要性を強調している。

ただこれは、必ずしも「まったく新しい化合物を人工的に創って市場に届けよ」といっているわけではない。

普段から食べている食品の成分や薬局で販売されている承認薬のなかにも、老化の観点から見れば有用なものもあるはず。そうしたものを再度、「性別」「年齢」「処方量」「タイミング」を含め、科学的な観点から理解する。そうして新しいビジネスモデルを含め、社会に提供していくというものだ。

二〇二二年の若返りスタートアップ・サミットでは、化合物をテーマにしたものや、筋肉の機能低下に関するものが多かったという印象がある。しかし、mRNAワクチンやゲノム編集治療など新しいイノベーションが進むなか、二〇二四年のサミットでは、様々な手法から年齢や身体機能を推定し、「骨」「免疫」「筋肉」「心臓」「皮膚」などへの治療法が開発されていることが分かった。

特に印象的だったのは、小さなクリニックと研究機関の連携である。テストステロン補充療法や、高齢者の血液成分から炎症因子を透析《とうせき》のようにフィルターで除去するといった血漿《けっしょう》透析療法、こうしたものを使った成果が数多く発表されていた。

これらは、一見すると怪しいと感じられるが、大学や民間研究機関と連携し、有効性の評価だけでなく、効果のあった人と効果がなかった人に対する分析まで行っている。

科学的に立証されていない民間療法を提供するのではなく、倫理的な審査と実験を経て、きちんと高いレベルのサイエンスで効果の有無を立証しようとしているのだ。私は、この点が二年前と大きく変化していると感じた。

一方の日本……今後、どのようなアイデアが生まれ、企業や医療機関が連携していくのか？　高齢者だけでなく若い人に対しても、身体機能の管理・維持を促進するイノベーションが生まれてくるのか？

イノベーションとは、研究や論文だけの話ではない。事業化や社会実装が実現され、それが世界にインパクトを与えて、初めてイノベーションとなる。特に老化に関わるニーズは日本の小さな国だけの問題ではない。

私は日本国内の老化に関するイベントで、「世界的に見て、もっと研究レベルの高いチームを、なぜ呼ばないのか」と訊《たず》ねたことがある。そのときのイベント主催者の回答は、

「生きがいを支援する優しいイノベーションが日本にとっては大事なのです」というもの……もちろん、誰もが地域コミュニティとつながり、いきいきと生活できる社会は理想だ……しかし、イノベーションや事業性を追求しなければ、将来的な持続性やインパクトは得られない。

日本の大学で行われるコンソーシアム系の研究の多くも同様だ。多くの大学や企業が参画し、国の助成金を活用して進行したとしても、事業化はできない。大学教員が机上の空論でプロジェクトをリードし、無駄な会議を繰り返しているからだ。企業やスタートアップで事業を創出し、プロジェクト全体を最初から最後までリードした経験のある人材が参画することもない。

将来的に日本は、資源だけでなく、頭脳や技術までも海外から輸入し、老化の課題に取り組む国へと成り下がってしまうのか？　それが、いままさに問われている。

次項では、日本貿易振興会（ジェトロ）の報告を引用、要約しておこう。

日本の「若返り研究」はどうなる

二〇二四年一〇月二四日付のジェトロの報告によると、ヨーロッパ最大級のバイオカンファレンス「バイオ・ヨーロッパ二〇二四（BIO-Europe 2024）」において、日本企業二三社の参加支援を行ったという。

この「バイオ・ヨーロッパ」は三〇周年を迎え、六年ぶりに北欧（スウェーデン・ストックホルム）での開催となった。

カンファレンスには約六〇〇〇名が参加し、約三万件の商談が実施される、ヨーロッパ最大級のバイオビジネス・マッチングイベントだ。ジェトロは、バイオ医薬品関連の製品・サービス・技術を有する日本企業の海外展開を後押しした。

そして、この支援プログラムを通じて参加する日本企業二三社のうち一六社が、大学などアカデミア発のスタートアップ。アカデミアでの研究成果を活用し、ガンや中枢神経系の治療法、希少疾患に関わる創薬、遺伝子治療、核酸医薬の開発、放射線治療、あるいはＡＩを活用した創薬の支援など、日本発の画期的な技術や製品をグローバル市場へ展開する動きが加速している、とする。

そして、このバイオカンファレンスは、アメリカに次ぐ世界第二の医薬品市場であるヨーロッパにおいて、日本のバイオ医薬品関連企業が海外大手製薬企業や投資家とコンタクトする絶好の機会である、とジェトロは述べる。日本からの海外展開および国際協業のさらなる発展が期待される、とも……。

しかし、「若返り」に関する言及はない……これが日本の現状である。

一方、アメリカでは、製薬企業「イーライリリー（Eli Lilly）」の製品「ゼップバウンド」や、「ノボ ノルディスク（Novo Nordisk）」の「ウゴービ」、すなわち肥満症治療剤（GLP-1受容体作動薬）がアンチエイジングの薬に「進化」し、世間を賑《にぎ》わしている。

ちなみに、中外製薬が開発し、イーライリリーへと技術提供した「OWL833」は、肥満症治療剤（GLP-1受容体作動薬）の飲み薬として注目されている。

以前から、このGLP-1受容体作動薬は発売されていたのだが、副作用が強く、肥満防止の効果も低かった。しかし近年、新しく開発され、各社から販売されているGLP-1受容体作動薬は、持続的にインスリンの分泌を抑え、血中糖度を一定に保つため、体重減少効果が強い。

そして、このGLP-1受容体作動薬は、関節炎を含む疾患を発症するなどの副作用が指摘されているが、認知機能、心臓、肝臓などにおける様々な疾患をコントロールするとされる。アンチエイジングの薬としても期待されているのだ。

実際、二〇二五年には、ノボ ノルディスクのGLP-1受容体作動薬「オゼンピック」

は、腎疾患の進行を抑制するとして、適用が拡大されている。

また、フランス企業が開発して、日本では一九六一年から発売している糖尿病薬「メトホルミン」も、ダイエットに効くとして大ブレイク中だ。

メトホルミンは血糖値をコントロールするというよりは、細胞内のエネルギー産生工場であるミトコンドリアを活性化させたり、抗酸化に関する遺伝子を活性化させたりする。サルへの実験では、脳の老化を六年分も改善している。

しかし、こうしたアンチエイジングではなく、人類の夢「不老不死」を実現すべく、寿命を延ばす研究が加速している。巨額資金が集まり、産業へと展開する動きが顕著になっているのだ。

先述の通りアメリカでは、二〇二一年に立ち上げられ、山中伸弥教授もアドバイザーとして参画しているベンチャー企業「アルトス・ラボ（Altos Labs）」が、その出資金三〇億ドル（約四五〇〇億円）を誇る。途方もない金額だ。資金提供者には、アマゾン創業者のジェフ・ベゾスが含まれている。

ほかにもサウジアラビアの王室が年間一〇億ドル（約一五〇〇億円）を支出する「ヘボリューション財団」では、メトホルミンの研究に資金を投入している。また二〇二三年三月には、「ChatGPT」を作った「OpenAI」のサム・アルトマン最高経営責任者（CEO）が、長寿研究のスタートアップに対し、個人的に一億八〇〇〇万ドル（約二七〇億円）を投資している。

一方の日本では、医療分野の研究開発の中核的役割を担う日本医療研究開発機構（AMED）関連の事業全体に設定された予算が、二〇二二年度は、総額で約三三〇〇億円……規模の小ささは否《いな》めない。

そんな日本のアンチエイジングを含む機能性表示食品の市場は、わずか六〇〇〇億円弱に留まっている。免疫力を高めるという明治の「R-1」もサントリーの「セサミンEX」も、あくまで「アンチエイジング」商品である。またエーザイの「チョコラBB」に含まれるニコチン酸アミド（ビタミンB3）も、アンチエイジングに寄与するものだ。

……しかし、これらは「若返り（Rejuvenation）」の薬ではない。そして、六〇歳を四〇歳にすることもできない。

たとえば「若返り」が新しい保険やサービスに適用されるとしよう。すると、そのマーケットは劇的に大きくなる。既存の保険制度では、アレルギー疾患や花粉症がそうであるように。

しかも日本国には二〇〇〇兆円の個人金融資産がある。そのうち半分以上が六五歳以上の人の手にある。これを健康寿命の可視化と延伸化を目的とした「若返り医療産業」に投下すれば、劇的な経済復興策となるはずだ。

アメリカには、民間の老化研究所「バック加齢研究所」や、非営利組織で基礎研究を支援する「アメリカ老化研究連盟（American Federation for Aging Research：AFAR）」がある。私たちは、二〇二四年に立ち上げた一般財団法人Asagi Labs（アサギラボス）を、そのような健康寿命を延伸する研究と人材を支援する組織にしたいと考えている。

また「日本」は、老化分野の研究において、強いブランドにもなりうる。

まず、これから訪れる超長寿社会で、百寿者（センテナリアン）も多く、かつ病院に長寿者のデータが揃っているのが日本だ。加えて、動物園や水族館に生物の健康データなどが丁寧に整理されている。これが、私が日本に帰国し、研究の新たなステージに入った理由の一つである。

また近年、高額な条件で会費制の予防医療を謳《うた》い、通常の健康診断に加えて個別のメニューを提供する病院も増えている。なかには予約が数ヵ月先までいっぱいのケースもある。こうした場所で得られる多種多様な健康データも、日本ならではのものだろう。

あるいは、江崎グリコ、森永製菓、伊藤園、アサヒ飲料などが、「長寿スナック」「エイジングケア茶」などを発売する日が来るかもしれない。少子高齢化のなか、既存の製品に対してヘルスケアの付加価値を高め、それが日本を越えて世界へと輸出される……既に「寿命の長いミステリアスな国」としてのブランディングが定着している「日本」の、大きなアドバンテージになるだろう。

個人的には、キリンが提供している免疫ケア「iMUSE」は面白い製品だと思っている。キリンは独自素材「プラズマ乳酸菌」や「ＫＷ乳酸菌」を使用し、飲料やヨーグルトなど日常的に取り入れやすい商品から、習慣的に摂れるサプリメントタイプまで、様々なラインナップを揃えている。そうして免疫維持をサポートし、人々の健康に貢献している。

第二章　寿命の限界を知るためアメリカへ

英語上達のためにクラブ通い

前章で述べた二〇二四年の若返りスタートアップ・サミット（Rejuvenation Startup Summit）に参加し、あらためて私は、自分が追究してきた「若返り科学」の可能性と将来性を確認した。そして、人類に対して大きな希望を与えることについても――。

私は、熊本県に生まれた。わが家は一般的な家庭で、兄は（自称）優秀な教師として勤務している。私の高校三年間は、学年に一クラスしかない理数科での日々。クラスメートも担任の先生も同じという変化のない日常だった。

友人もいるにはいたのだが、大勢のなかに入っていくことは苦手だった。よくある思春期の男子高校生だったのかもしれないが、生物学以外の授業は退屈で仕方がなかった。そのため、特に虐《いじ》めのようなものがあったわけではないのだが、半分、引きこもりのような生活を送っていた。

いや、引きこもりという言葉も正確ではないかもしれない。友人の家で『新世紀エヴァンゲリオン』のアニメを観ながら、セガサターンのゲーム機で「格ゲー（格闘ゲーム）」をしていた、というのが正しい。

そんな高校生活では、特に英語の授業が苦手だった。文法を詰め込むだけで、外国の言葉を実用的に身に付けるという面白さを感じなかったからだ。そのため英語に対する苦手意識も、アメリカに留学するまで尾を引いていた。

あまり高校の授業には出席せず、しかし東進衛星予備校《とうしんえいせい》では一人ぼっちの講義を受けていたものだが、一方、剣道部の練習には真面目《まじめ》に顔を出していた。それは、剣道部の先生が怖かったからだが、いまから考えると素晴らしい指導者だった。

そんな私は、当然のように、現在の大学入学共通テストに相当するセンター試験では、英語の試験結果が二〇〇点満点中八〇点以下という散々な結果を示した。そのせいもあり、第一志望どころか、第二志望だった熊本大学理学部生物科学科にも不合格となった。

この結果を得て、高校の英語教師に挨拶に行ったのだが、「お前の態度では来年も落ちるぞ、しっかり勉強しろ」といわれた。それをいまでも鮮烈に覚えている。なにも恨んでいるわけではない。担当する教師が自分の人生に与える影響は大きいなと、当然のことを勉強させてもらった。

ちなみに、すべての大学に不合格になったとき、その結果をパソコンで確認して大笑いしたのが『新世紀エヴァンゲリオン』のアニメを一緒に観た友人だったのだが、さすがにあのときは頭に血が上った。

その後、浪人を覚悟して代々木ゼミナールの説明会を訪れた直後、熊本大学から補欠合格の連絡があった。こうして最下位合格者として入学したわけだ……。

このような経過をたどり入学した生物科学科は、「生命の仕組み」を科学的に解明する学科だ。植物から魚や動物まで、様々な研究対象の生態系や生活環（生物が誕生したあと次の世代の生物が誕生するまでの過程の繰り返し）、そして遺伝子の役割に至るまで、生命現象をミクロからマクロまでのレベルで研究する。「生体分子の構造と機能」「細胞の構造と機能」「生体防御機構」「発生・分化機構」「生命の進化と起源」などの観点から、「生命の仕組み」に対する理解を深める。

この生物科学科で学んだ私は、「生命の仕組み」の根源部分にある「老化」について、強い関心を抱いた。特にウェルナー症候群やハッチンソン・ギルフォード・プロジェリア症候群など、一つの遺伝子に変異が入るだけで老化に似た症状を呈してしまう病気に興味を持った。これは、「遺伝子を制御できれば老化の仕組みを変えられるかもしれない」という、浅はかな大学生の発想だった。

その後、「大学院ではＤＮＡの損傷やＤＮＡの複製という老化の基盤となる細胞機能を理解したい」という表向きの理由と、「とにかく東京に住んでみたいし、憧《あこが》れの東京大学で学びたい」という本音を叶《かな》えるべく、東京大学大学院に進学した。

所属した研究室は東京都臨床医学総合研究所、現在の東京都医学総合研究所の前身だった。東京・本駒込にあり、指導教員は正井久雄《まさいひさお》先生。先生の指導は厳しかったが、遺伝学、生化学、分子生物学の基礎を叩き込んでくださった。ここで八年間、アップダウンの激しい博士課程の日々を過ごした。

ただ金曜の夕方になると、正井先生がママチャリに乗り、近くのスーパーからカゴいっぱいのビールやつまみを買ってきてくれた。そうして研究室のなかを駆け回りながら、一緒に飲める研究者に声をかける姿は、いまでも心が温まる思い出だ。これが正井先生の人間性を象徴しているとさえ思う。

さて私は、こうして研究を進めるうち、この分野で時代の最先端を走る研究者ならびに起業家でもあるハーバード大学大学院教授、デビッド・シンクレアのもとで学びたいと強く思うようになった。私にとってのロールモデルだと思えたからである。

このときから、シンクレア教授への猛アタックが始まった。しかし、何十通ものメールを送っても梨《なし》の礫《つぶて》……返事は届かなかった。が、私はかつての「引きこもり」ではない。

諦めることはなかった。

するると、ある日、一通のメールが届いた。シンクレア教授からだった。

「資金的なバックグラウンドがあるのなら、研究室に来ても良い」と——。

さらに、ちょうど日本を訪れる機会があるという。そうして、私の記憶では品川の学会会場で挨拶し、東京都医学総合研究所でセミナーを開催してもらった。

このような経過をたどって私は、二〇一三年春、「ボストンマラソン爆弾テロ事件」の当日、アメリカ合衆国マサチューセッツ州ボストンの空港に降り立った。空港を一歩出ると、そこには警察や軍隊が厳重な警戒線を張っているボストン……「これがアメリカなのか」と、私は身震いした。

しかし、そんな緊張感を抱きながらシンクレア教授の研究室に行ってみると、最先端の論文を出し続けている研究室とは到底思えないほど、研究用のインフラは皆無……日本の研究室に比べても、インフラが整っていないではないか……。

だが、すぐに理解した。つまり、リサーチを進めるには、ほかの研究室の実験器具や材料を使わせてもらうのだ。初め私は途方に暮れたが、もう昔の自分ではない。すぐに対処法を考えた。

まず英語を克服するために毎週、水曜日に、クラブに通う。専門用語ではない英語を身に付けて、ほかの研究室の学生と仲良くなり、研究を助けてもらうためだ。こうして四年半の在米中、二年目からは、英語を流暢《りゅうちょう》に話せるようにもなった。

これは、すなわち実地訓練である。高校時代の英語教師に、「ようやく話せるようになりましたよ」と知らせたい。

シンクレア教授は、「世界を変える研究に集中しろ」と折に触れて助言してくださった。そのため結果的に、私たちが目指す研究テーマは、巨大なものばかりだった。研究室では「世界的な論文を出すか」「ドロップアウトするか」、そのどちらかを選ばなければならないという厳しい環境にあった。

そうしたなかで、たとえば韓国人の同僚であるヤン博士と一緒にプロジェクトを進めてきたが、彼には心から感謝している。いまでも当時のメンバーと学会などで会うことも多いが、いわば「戦友」のような感覚がある。

このように、アメリカのアカデミアは弱肉強食の世界であり、競争社会である。そのためNIH（アメリカ国立衛生研究所）から得る研究費にも実現性が求められる。しかしこれは、ある意味、フェアに評価されているということかもしれない。

というのも、日本では評価システムが脆弱《ぜいじゃく》であり、そのためか、研究者のキャリアパスも限定的である。よって、若い研究者はできるだけ早く海外に留学し、可能であれば海外のスタートアップに参加すべきだ。一日も早く新しい価値観に触れることを勧めたい。

寿命三〇歳から二五〇歳──「ライフ・コース」を選ぶ時代

さて私が日本に帰国したあと、二〇一六年ころに、細胞だけではなく個体も若返る、すなわち「歳をとっても身体機能が改善する」という研究成果が発表された。そこから研究界や産業界の概念が一変した。

人間の寿命は二五〇歳まで延びる──これをイメージできない人が多いが、新技術とはそういうものである。

「そんなに長く生きたくない」「そんなに人は生きてはいけない」という感想もあるだろうが、ここでは技術と概念の話に集中したい。

人類には、登場した新技術に適応してきた歴史がある。そして人間の寿命も、この一二〇年で、二倍に延びた。こうしたことを総合的に考えるのがプラットフォーマーなのである。

一九〇〇年の人たちから見れば、現在の六〇歳や八〇歳の人たちは、平均寿命の倍近くを生きるスーパーマンである。約八〇歳が平均寿命である現在から見れば、一二〇歳や一六〇歳のような人たち。急激な寿命の変化は受け入れにくいが、時代の最先端ではよくそうした変化が起こる。

だから私たちがアメリカで起業した「One Genomics（ワン・ジェノミクス）」やこれから起業するスタートアップも、一九九三年に創業した「エヌビディア（NVIDIA）」を目指しているのだ。プラットフォームとなる技術と新しい市場の形成によって、時価総額五〇兆円を達成したいと思っている。

そうして二〇五〇年ころには、宇宙旅行が日常的な行為になっているだろう。ただ、宇宙旅行をする際の移動速度は、現在の五倍、しかも宇宙放射線を浴びることになるし、無重力の世界では筋力も衰えるため、老化を抑制したり、身体機能を改善したりする必要がある。

こうしたこともあり、「若返り」をプラットフォーム化したいのである。ただし、その際は、薬だけではなく、食事やデバイスなど様々な方法と組み合わせて行うことになるだろう。

私たちの研究室では、太陽光に含まれている可視光の紫に反応するセンサー「ＯＰＮ５」タンパク質を活用し、認知症や鬱《うつ》病といった神経変性疾患、あるいは精神疾患などに対する技術の開発も行っている。というのも、可視光の紫は太陽光には含まれているのだが、室内光には存在せず、おそらく宇宙船のなかにも存在しない。来《きた》るべき「宇宙旅行時代」のために準備しているのだ。

しかし日本企業には、現時点で、未来に向けた揺動が見られない。たとえば第一三共が、化合物と抗体を結び付ける抗ガン剤である抗体薬物複合体（ＡＤＣ）の開発には成功している。これは非常に重要な製品である一方、疾患を治療する薬であって、加齢とともに増加するガンの大本を断つ薬ではない。

特にアルツハイマー病や緑内障のような神経変性疾患は、発症してしまってから根治するのは非常に困難である。高い精度で疾患を予測し、診断して、なるべく早く介入しなければならないのだ。

つまり、個別の疾患に対応する医療だけでなく、個人の認知機能や筋肉機能を維持するといった、生活の質と幸せ（ハピネス）を保証する医学が必要だ。なかでも健康寿命の延伸は、最も重要なものといえよう。そしてこれを実現するためには、二〇代といった若年時から取り組むことが効果的なのである。

　こうしたことが実現していく近未来、人類には、暦年齢はなくなるだろう。すなわち生物学的年齢（身体年齢）だけになる。

　そして、このような状況になると結局、人間の希望は「ハピネス」に落ち着く。すなわち自分が幸せを実感できる人生の目標を決めて、三〇歳で終える人生か、二五〇歳まで生きる人生かを選択することになる。

　また人間は、戻りたい時代に戻れる時代を迎える。「若返り科学」が老化をコントロールできるようにしたからだ。

　現時点でも、八〇％以上、生活習慣によって健康寿命は決まる。それが「若返り科学」によって「寿命を自分で決める時代」に突入すれば、三〇歳から二五〇歳まで、自分の寿命と「ライフ・コース」すなわち「人生のコース」を自由に選べるようになる。

　ということは、長寿を目指すのではなく、三〇年に人生を濃縮して経験することも可能だ。そうして身体の運動機能を強化し、オリンピックで金メダルを獲得する。そのためにはミトコンドリアの活性を上げるなどの方法を採るのだが、当然、計算通りに酷使された肉体は、三〇歳ころに潰《つい》える……。

老化細胞がもたらす炎症は健全な細胞にも

これまでギネスブックに載った「最も長生きした人」は一二二歳のフランス人女性である。彼女は一二〇歳を超えて生きた唯一の人類だが、一〇〇歳オーバーが当たり前になる時代が、もう目前に迫っている。

老いた体が若返る——これはＳＦの話ではない。この先一〇年で現実のものになる近未来の技術だ。

実は、人類の平均寿命は、この六〇年間で三〇歳近く延びており、さらに寿命を延ばす技術が研究されている。現在、日本人の平均寿命は男性で約八一歳、女性で約八七歳だが、これが一〇〇歳を優に超え、人類のＤＮＡの限界といわれている一二〇歳にまで延びる日が近づいているのだ。

老化細胞除去薬の開発を進めている東京大学医科学研究所所長の中西真《なかにしまこと》教授は、「マネー現代」で、要約すると以下のように解説しておられる。

「人間は五〇歳ころから病気に罹《かか》りやすくなり、老化が進んでいく。しかし、もしこの病気に罹りやすくなるタイミングを二〇～三〇年うしろに延ばすことができれば、健康寿命はもちろん、平均寿命もぐっと延ばすことができる。人体の老化そのものに医学が介入すれば、病気になる人が減り、高齢者の社会保障費の削減も進む」

では、そもそも「老化」とは何なのか？　以下が中西教授の見解だ。

「老化の大きな要因の一つは、慢性炎症を引き起こす『老化細胞』などが臓器や組織のなかに蓄積してしまうこと。慢性炎症とは、長期間継続して起こる炎症を指す。そして、この慢性炎症は、加齢とともに体のあらゆる箇所で起きるようになる。たとえば臓器のなかで慢性炎症が起これば、その臓器の機能低下につながる。こうした機能低下に陥《おちい》っている状態が『老化』である」

そして老化細胞がもたらす慢性的な炎症は、健全な細胞にも悪影響を及ぼす。まるで一つの腐ったリンゴから、ほかのリンゴすべてに腐敗が広がるように、老化細胞は周辺の細胞にまで老化を引き起こし、体中を蝕《むしば》むのだ。

実際、二〇二四年、スタンフォード大学のアン・ブルネ博士らの研究室から、興味深い論文が発表されている。「脳の高解像度時空間プロファイリング」と呼ばれるもので、若年マウスから高齢マウスまでを対象に、脳内の遺伝子や細胞がどのように分布し、周囲に影響を与えていくかを解析したものだ。脳内に入ってくる免疫細胞のT細胞が周辺の細胞へと悪影響を及ぼし、老化を促進するといった結果を観察した。

この論文のなかでは、脳の老化については「IFN-γ（インターフェロンガンマ）」という因子が老化を促進し、逆に強い抗老化作用を持つ因子は「VEGF-A」などであるとしているが、一般の読者にはこれ以上の説明は不要だと思う。

老化細胞だけを選択的に除去

老化細胞を除去できれば、理論上は「老化しない体」を手に入れられる。老いは「治療」できるようになるのだ。まさに夢のような話だが、既に現実のものになりつつある。

中西教授の意見を要約すると、以下のようになる。

「老化細胞を生き延びさせている『GLS1』という酵素を発見した。この酵素の働きをブロックするGLS1阻害薬を使えば、老化細胞だけを選択的に除去できると考えられる。

実験では、ヒトでいえば七〇代くらいの老齢マウスに、GLS1阻害薬を投与したところ、加齢に伴って生じる腎機能の低下、肺の線維化、肝臓の炎症などが抑えられ、各臓器の機能が改善した。マウスも加齢とともに運動能力が低下するが、このマウスはヒトにたとえれば七〇代なのに、四〇～五〇歳程度まで筋力が改善した」

このGLS1阻害薬は、現在、アメリカでは抗ガン剤としての治験が行われ、ヒトへの安全性と有効性が確認されつつある。

中西教授は以下のようにコメントされている。

「GLS1阻害薬は、日本国内でも、もう間もなく臨床試験を開始できる可能性があり、一般の方が利用できる日が近いかもしれない。この薬を人類が広く服用し、健康寿命が延びることを期待している」

自分の免疫力で老化を防ぐ

また「週刊現代」二〇二四年二月一七日号によると、老化細胞の除去を「ワクチン」という手法で実現した研究者がいる。それが順天堂大学大学院医学研究科循環器内科の南《みなみ》野《の》徹《とおる》教授だ。二〇二一年、「老化細胞除去ワクチン」の開発に成功した。

まず南野教授は、血管の老化に着目した。老化した血管の内皮細胞の表面に、老化抗原となる「GPNMB」というタンパク質を発見したのだ。

南野教授たちが開発したワクチンは、このGPNMBタンパク質を標的にする。そうしてワクチンを投与すると、血管や臓器に溜まった老化細胞に対する抗体ができる。すると、白血球などの免疫細胞がそれを異物と認識して攻撃し、自分の免疫力で老化細胞が除去される。すなわち、免疫力を使って老化抗原だけを取り除くことになる。

なお、老化細胞を選択的に除去する方法は「セノリシス」と呼ばれている。


脳ではプラスに働く物質でも筋肉ではマイナスに

この老化細胞などの領域において、アメリカで影響力のある人は誰かと聞くと、作家のピーター・アッティアや老化研究者のマット・ケーベルライン博士が挙げられることが多い。加えて、アメリカ国立老化研究所（ＮＩＡ）で寿命を延伸する物質を探索する「The Interventions Testing Program（ＩＴＰ）」をリードしたミシガン大学のリチャード・ミラー博士らの対談もポッドキャストで聴くことができる。

そうした人たちの発言を聞いても、老化細胞の概念が抽象的である。研究者のあいだでも、その概念が明確ではない。ビジネスの道具として使われており、アメリカでも日本でも「魔法の言葉」となっているからだ。

しかし実際には、体のなかで、どの細胞がどういう状態になったときに老化細胞というのかが明確ではない。脳、肝臓、腎臓、腸管で起こる反応すべてを同じと考えて、ざっくりと老化細胞という言葉でまとめてしまっている。

これは老化細胞に限った話ではない。老化とは、複雑なシステムが混ざり合って起こる。脳ではプラスに働く物質でも、筋肉ではマイナスに働くことも多い。そうした適材適所のバランスを整えることが難しく、これを飲んだらすべての人が「若返る」ということはないので、注意が必要である。個人個人の老化の質を把握して、それぞれ的確に選択していく必要があるのだ。

老化は遺伝子変異が原因なのか

以下、「現代ビジネス」二〇二三年六月二一日付に掲載された私の論考を本書のために再構成して述べる。

先述の通り、二〇一三年春に私はシンクレア教授の研究室に採用された。ちょうどそのとき、老化のモデルマウス「ＩＣＥマウス」を使う新しい研究が立ち上がろうとしていた。

ＩＣＥマウスとは、シンクレア教授らが開発した人工的に老化のスイッチを入れたマウス。このICEマウスでは、老化のスイッチを入れるために、遺伝子の特定箇所のDNAにダメージを与えている。

この操作により、マウスは確かに老化した。けれども、どのようなプロセスを経て老化しているのかが不明だった。だから、そのプロセスを調べるのが、新しい研究のテーマとなる。

そして、ICEマウスのように遺伝子そのものが変異するのではなく、遺伝子の発現の仕方が変化して起こる現象を「エピゲノム」と呼ぶ（第四章で詳述）。

遺伝子の発現が変わるとはどういうことか？　仮にDNA全体、つまりゲノムを一冊の分厚い料理本だと考えてみてほしい。この本にはざっと三二億ぐらいの文字（DNA）によって、約二万二〇〇〇もの料理のレシピ（特定のタンパク質の作り方）が書き込まれている。

ただし、この料理本には、とても厄介《やっかい》な点がある。仮にフレンチのコース料理を作りたいとしても、そのレシピが一つにまとまって記されているわけではないのだ。そのためコース料理を作るためには、あちこちのページに分散して書かれているレシピを参照しなければならない。

そのための目印として、何種類もの付箋が貼り付けられている。だからフレンチのコース（特定のタンパク質）を作るときは、付箋を目印にすれば良い。ところが、この付箋が剝《は》がれてしまっていたり、何かの拍子に本来とは別のページに付けられていたりすると、思っていたのとは異なる料理ができてしまう。

――この付箋こそがエピゲノムだ。

本当ならフレンチのコース料理を提供しようとしているのに、不完全なものになってしまう。けれども、レシピ本の文章そのものが書き換えられたわけではない。

あるいはコース料理なのに最初にデザートが出てきて、その後にサラダが続くなど、料理を出すタイミングがおかしくなってしまうこともある。

このようなエピゲノム（付箋）の変化が、老化の原因なのではないか？

ＤＮＡそのものに損傷が起こってしまうと、つまりレシピ本の譬《たと》えで説明するならば、ページがバラバラになったり、中身が書き換えられたりすると、食べられないものができてしまう。こうした症状が、遺伝子変異の結果として生じる、特定のガンやアルツハイマー病などである。

このような疾患と老化は根本的に違うのではないか？　食事や運動による影響や紫外線

によるストレスなどによって付箋の位置が変わってしまい、本来のレシピ通りにいかなくなっているだけ……それが老化なのではないか？　具体的には、視力や脳機能などが本来、果たすべき能力が、徐々に失われていく状態である。

だとすれば希望が持てる。なぜなら、料理本すなわちＤＮＡそのものは元通りであり、付箋の位置がおかしくなっているだけなのだから……であるならば、その位置を元に戻せば、また本来のレシピ通りの料理を作れる、つまり老化を制御できるはずだ。

だから、まず老化が遺伝子変異で起こっているのかどうかを確かめ、もし遺伝子変異ではないとするならば、どのような仕組みが働いているのかを調べる——これが私の研究テーマとなった。

突き止めた老化を制御する仕組み

アメリカに渡る前に、私は東京大学と東京都医学総合研究所の研究室に所属していた。当時のリーダーは、先述した正井久雄《まさいひさお》博士だ。ここで分裂酵母を使い、ＤＮＡ複製の仕組みを遺伝学や分子生物学を用いて解析していた。そのためエピゲノムを調べるのが得意だった。

ただ、ＩＣＥマウスの研究が一筋縄《ひとすじなわ》では行かないことは、最初から分かっていた。そもそも「セル（Cell）」誌や「ネイチャー（Nature）」誌クラスに論文を出すには、平均で六〜七年くらいかかる。しかも、当時の研究のコンセプトについては多くの議論が交わされ、革新的な内容だったがゆえに、証明に時間がかかった。

ポイントは、エピゲノムの観点から老化と病気の違いを含めて説明する点にあり、これが難題だった。たとえばカロリー制限をしたら寿命が延びる事例は、論文でも多く発表されている。この場合は寿命が延びたのだから、老化を制御したといい切れる。ところが寿命が短くなった場合、それが何らかの病気なのか、それとも老化なのかを、簡単には区別できない。

だからこそ、老化のスイッチを入れたＩＣＥマウスを使う。自然に老化していくマウスと、人工的に老化させたＩＣＥマウスを、きめ細かく比較する必要がある。

具体的には、目などの感覚器官をはじめとして、脳や各臓器、あるいは筋肉や骨など五〇くらいの器官を対象として老化現象を調べていく。当然、自分たちのラボだけでできるわけもなく、各パーツの専門家にお願いして、共同研究を進めていった。

この研究によってエピゲノムについての理解が深まり、老化を制御するための手がかりを得た。

たとえば日焼けしたり暴飲暴食したりしてストレスを受けると、エピゲノムが変化する……つまり「料理本」の付箋が剝《は》がれる……その結果、老化が加速する。

自分の体は、いまどういう状態にあるのか？　エピゲノムが分かれば、暦年齢ではなく、生物学的年齢が分かる。そのうえで食事や運動を適切に行い、将来的に薬なども活用していけば、健康寿命を制御できるようになるはずだ。

実際に私たちは、ＩＣＥマウスの研究結果から、高齢者に特有の筋肉量が減っていく老化現象「サルコペニア」改善の可能性を持つ化合物を既に見つけている。

これを使って、マウスのレベルでは、筋力や聴力の向上、あるいは骨粗鬆症《こっそしょうしょう》の防止や改善などに、明らかな効果が出ている。この化合物に関しては、私たちの会社が特許を出願しているが、現時点ではサルコペニアの新薬として開発する予定である。

この化合物については、現在、慶應義塾大学や、ベンチャーキャピタルである慶應イノベーション・イニシアティブに支援を受けている。そうして新しいスタートアップを立ち上げて特許申請を行い、外部企業や投資家とも連携し、老化制御薬の創薬を進めていくつもりだ。

「老化は病気であり、治療できる」――このシンクレア教授の言葉を、何としても実現したい。そして「一〇年後には世界を変える」――そんな覚悟で、研究と事業に取り組んでいる。

「仕組みが分かったのなら若返らせろ」

ICEマウスのデータが一通り出揃ったのは二〇一七年だった。私は日本に戻り、二年ほどかけて論文を完成させた。

この間に、シンクレア教授の研究室での同僚であり、この論文の共同第一著者であるヤン博士も、自分の論文をまとめていた。私たち二人の論文はいわゆる「back-to-back」、すなわちお互いの論文が相手の論文を相補し合う内容となっている。

これらを「セル」誌に投稿したところ、レビュアー四人のうち三人からはOKが出た。ところが最後の一人が「論文の内容が正しいのなら、老化したマウスを若返らせてみせろ」といってきたのだ。

ちょうどそのとき、シンクレア教授の研究室では、別の若返りプロジェクトが同時進行していた。同じ研究室のメンバーで博士課程の学生だったリュー博士が任されていた研究である。

マウスの視神経細胞を若齢期の状態に再プログラム化し、視覚機能を改善させる。細胞を若返らせるために使うのは、ノーベル賞を受賞した山中伸弥教授が発見した遺伝子群、いわゆる山中因子だ。

これらの遺伝子を発現させ、細胞を若返らせて、視力を回復させる。山中因子の発現による「若返り研究」については、既に二〇一六年、老齢マウスの臓器改善に成功した事例が報告されている。

これは「若返り」として着目されている現象で、リュー博士たちの研究も同様の成果を出している。当然、レビュアーもこの研究成果を知っていたために、私たちの論文でも、「エピゲノムの変化によって老化が起きているのであれば、エピゲノムを変えて実際に若返らせてみよ」というわけだ。

その結果、うまくはいったのだが、動物レベルで「若返った」とまでいうのは、正確な表現ではなかった。身体的機能が若返ったかどうかについては、まだテスト段階にある。ただし、老化したマウスの細胞で見られるエピゲノムについては、明らかな改善傾向が見られた。

私たちの研究成果は、今後、エピゲノム解析を通じた老化の早期診断や、老化に伴う身体機能を改善する治療法の開発につながると思う。

ところで先に触れた山中因子とは、具体的には「Oct4」「Sox2」「Klf4」「c-Myc」の四つの遺伝子のことを指す。細胞の若返りには、この四因子をそのまま使うケースが多いが、私たちは四因子の一つ「c-Myc」を、あえて使わない。その理由は二つある。

まず、「c-Myc」を使わなければ長寿化するという事実が既に知られている。そのうえ、「c-Myc」はガンを誘発すると考えられるからだ。

このように「c-Myc」を除く山中三因子を導入してマウスの寿命延伸に成功した事例については、ほかにもノア・ダビドション博士らが行った二〇二三年の研究報告がある。

ただしヒトでも、「c-Myc」を抜いた「Oct4」「Sox2」「Klf4」の三因子で老化を制御できるかどうかについての結論を得るには、まだまだ時間が必要だ。

日本の魅力は病院データ

もう一つ、私がアメリカから日本に帰国した理由には、「病院データ」がある。これが日本では優れて体系的に揃っており、信頼できるデータが豊富にあるのだ。

加えて、動物園のデータが充実していることも重要だ。「若返り」を研究する際に、先述したハダカデバネズミやニシオンデンザメのような長寿動物のデータ、あるいは反対に、短命な動物のデータが必要となるからだ。

しかも日本には、一〇〇歳以上まで生きる人たちが多い。すなわち日本は、老化分野では「ブランド国家」なのだ。

にもかかわらず、日本の学会では、老化研究そのものが盛んではない。海外の学会では「若返り」が最もホットな話題であるというのに。

最近は日本の製薬企業も、少しずつ、創薬の際にマウスで実験することに固執するのではなく、「老化の本質を研究したうえで創薬を行ったほうが治療効果も予測できる」と考えるようになっている。

ただ海外では、既に先述の「アルトス・ラボ（Altos Labs）」のようなケースが数多く見られる。すなわち膨大な研究費を投資し、大学から優秀な教授や研究者を引き抜いて、あるいは製薬企業から開発経験者を参加させて、基礎研究から新しいビジネスモデルまでを一貫して行うケースだ。

一方の日本は、現在、医薬品の多くは日本産ではなく外国産を輸入している。たとえば二〇二二年の統計によれば、ワクチンの輸入も含め、医薬品の貿易赤字は約四・六兆円にものぼった。今後、老化や「若返り」に関する製品やサービスが海外で新しく開発された場合には、さらに外国に依存するしかない。超高齢社会の日本は、この点では、貧しくなっていくことが想像される。

加えて、既に多くの医薬品が海外では承認されているにもかかわらず、日本では承認されていない。これは、主に日本の薬価抑制という政策に起因している。

ということは、「若返り」に関する製品やサービスが新しく開発されても日本では使えない、という事態が予想される。あまり良いシナリオではないといえよう。

日本の「国民皆保険制度」は優れている。しかし、それに甘えることなく、「若返り」や「健康寿命延伸」の新技術を開発し、産業として育成することは重要だ。既にAIで後れを取っている日本の産業界にとっては、巻き返しの一手となるだろう。

「若返り」を実現する三つのアプローチ

さて地球上の生物は、自身の限られた時間、すなわち寿命を進化の過程で最適化してきたとされる。では、寿命を変化させてしまったとき、その生物種はどうなってしまうのか?

人類は過去一二〇年のあいだに平均寿命が二倍になった稀有《けう》な存在である。一二〇年前に八〇歳まで生きた人は仙人のように尊敬の眼差《まなざ》しで崇《あが》められたかもしれないが、現在では平均的な寿命になっている。

過去一二〇年間に私たちの生き方や家族の在り方も大きく変化してきた。すると、まだ見ぬ一〇〇年後は、いったい、どんな未来なのか?

ものすごい勢いで発展するAIや新エネルギー、あるいは医療の最先端技術は、少子化や経済格差の問題、あるいは宇宙での生活などに、大きな影響を与える。そのとき、プラットフォームとしての「若返り科学」の立ち位置は、どうなるのか?

私は生物学者として、地球上の生物の時間を決めている分子のメカニズムを理解したかった。そこから、新しい技術を基盤とする「若返りプラットフォーム」が活用される未来の世界に興味を持つようになった。だからこそ、この分野の研究に足を踏み入れた。

そんな私の研究室では、三つの方向性から、社会への実装を目的とした「若返り」にアプローチしている。

一つは、生活のなかで使用可能であり、手軽に身体機能を改善したり健康寿命を延伸できたりするものを見つけること。というのも、身体機能が健全でこそ行うことのできる運動は、筋力だけでなく、メンタルヘルスや記憶力、あるいは肝臓や骨にとっても重要な要素となるからだ。実際、この点については、多くの書籍や論文が発表されている。

二つ目は、身体機能の低下や疾患に対する積極的な治療法としての分子化合物の開発だ。アメリカで臨床試験が行われているメトホルミンのような既知の薬を活用することもあれば、まったく新しい老化治療薬を活用することもある。

そして三つ目が、新型コロナウイルスのワクチンにｍＲＮＡ（メッセンジャーＲＮＡ）が使われたように、まったく新しい技術やモダリティ（創薬基盤技術）の開発。これによって身体機能を増進し、老化を制御する可能性について研究する。二〇二三年、世界で初めて、ゲノム編集による治療薬「キャスジェビー（Casgevy）」が鎌状赤血球症に対して承認された。どこまで老化を制御することができるのかという挑戦的なアプローチだ。

それを実現する私たちの会社「One Genomics（ワン・ジェノミクス）」は、ボストン留学時代からの友人、九州大学の川又《かわまた》理樹《まさき》が開発したゲノム編集技術を備えている。そして、ＭＩＴ（マサチューセッツ工科大学）ビジネススクールからＩＴ企業に参画して事業開発の経験を持つダイアナ・ランがＣＥＯ（最高経営責任者）だ。サンフランシスコを拠点に活動している。二〇五〇年までには「若返り技術」のプラットフォームとなり、時価総額五〇兆円を目指したい。

ただ「若返り科学」には、自分たちの技術だけではなく、それ以外の奇想天外な発想や、それを担う人材が必要だ。そのため、Xプライズ財団やヘボリューション財団が掲げる技術の民主化を目指し、先述した「一般財団法人Asagi Labs（アサギラボス）」を設立した。民間と連携して「若返り科学」を支援する仕組みだ。

既に測定されたデータを基に、健康や医療へのインパクトを考えるとき、疫学研究は重要であり、そうしたエビデンスを政策に反映することを、もっと日本人は理解すべきである。しかし、エビデンスだけを基に大規模言語モデル（LLM）やAI、あるいはmRNAワクチンといった、まったく新しい技術は生まれてこない。次に生まれてくる技術と人材の種を蒔く十分な田畑と水を与えるシステムが必要なのだ。

健《すこ》やかな生活は、誰もが享受《きょうじゅ》すべき権利だろう。しかも老化はコントロール可能である。この事実に対して、私たちがどのように向き合うかが問われているのだ。

ニュートンの法則に匹敵する研究成果

さて、「ネイチャー」誌によると、ヒトの寿命の境界を明らかにしようとした最初の試みは、一八二五年にイギリスの数学者でありアクチュアリー（保険数理専門家）のベンジャミン・ゴンペルツが行ったものである。

彼が人口統計記録を使って行った分析によると、二〇代後半以降、ヒトの死亡リスクは指数関数的に増加し、そのリスクが最終的に一〇〇％に達するラインが存在することが分かった。

それから二〇〇年経った現在でも、ゴンペルツの研究は影響力を持ち続けている。彼のモデルは、医学の進歩によってその時期が多少ずれたとはいえ、人間の寿命のかなりの部分について、加齢に伴う死亡のパターンを正確に示しているように見える。そのためニュートンの法則にも匹敵するといわれている。

一九九六年に行われた南カリフォルニア大学のカレブ・フィンチとマルコム・パイクによる数学的分析では、このゴンペルツモデルを使って、人間の最大寿命を約一二〇歳と推定した。しかし二人は、老化の抑制、あるいは慢性疾患に関する医学の進歩によって、理論的には曲線を変えることができるとも推測している。

そして、数世代前までは例外的と考えられていた年齢に達する人が増えるにつれ、ゴンペルツモデルに対しても疑問点が浮上している。

国連の推計では、二〇二〇年には、全世界で五七万三〇〇〇人もの「百寿者（センテナリアン）」がいるとしている。ちなみに先述の通り、現在の長寿記録は、一九九七年に一二二歳五ヵ月で他界したフランス人女性ジャンヌ・カルマンが保持している。

死因には老化よりも直接的な原因が

西洋の医学界では、過去一〇〇年のあいだに、「ヒトの死因には老化よりも直接的な原因がある」と考えるようになった。そのため、日本でいう「老衰」については定義が不明確となり、明らかな死亡原因がない場合にだけ使用されるようになった。

そのためか、病気とも違う身体的な状態を表している老衰は、理由の分からない高齢者の死に対して、かなり乱用されている。実際に高齢者においては、呼吸器、消化器、神経系器官など様々な臓器の機能が低下して亡くなることが多く、どれが死因と特定することは困難である。

加えて、後述するWHOの「ICD-11（国際疾病分類第一一版）」で議論された「old age（老化）」は、非常にざっくりとした言葉といえる。「young（若い）」と同じく、状態を表す表現であるからだ。その「old age」を病気として診断書に記載することは、高齢者を中心に社会的、あるいは構造的な差別を生むなどの可能性から、臨床所見に入れないほうがいいだろう。

たとえば医学雑誌「ランセット」の二〇二二年七月第三週の号は、以下のような概要の記事を掲載している。

「死因と疾病の分類は一九世紀にさかのぼる。国際統計協会は一八九三年に最初の国際死因統計分類を採択した。一九四八年以降、WHOは疾病診断を標準化するため、死因以外にも既知のヒトの疾病、病状、精神疾患の世界的な多言語カタログである国際疾病分類（ICD）を作成した。

第一一回改訂版（ICD-11）は二〇二二年一月一日に発効した。このICDは体系的な統計データ収集のためのプラットフォームであり、世界の異なる国や地域における死亡や罹患《りかん》の原因を長期的に比較するために用いられる。

そしてWHOは、ICD-11において、ほかに分類されない症状、徴候、臨床所見という診断カテゴリーに「old age」という用語を含めることを提案した。ICD-11の新しい「old age」は、以前に使用されていた「senility（老衰）」に代わるものであった。

この提案は、「老衰」という用語に対する否定的な意味合いが強まったために行われた。「老衰」という用語は年代が不明確な人たちを指すため、不適切に使用されてきたからだ。

老化を診断カテゴリーに含めることは、「エイジズム（年齢差別）」を助長するといえる。実際、COVID-19（著者註：新型コロナウイルス）の大流行では、この年齢差別という暗黙の偏見が公然と表明された。そうして高齢者の人権が侵害されたため、年齢差別に対しては、世界的に注目されている。

実際、WHOが二〇二一年三月に発表した年齢差別に関する報告書によると、世界では二人に一人が年齢差別を受けているという。このような年齢差別は、高齢者が、特にCOVID-19のパンデミックのあいだ、健康に対する権利を阻害されてきたことを意味する。

そのため、たとえばブラジルでは、「#VelhiceNãoÉDoença（老いは病ではない）」キャンペーンなどが行われ、その結果、活発な国民的議論とメディア報道が生まれた。そしてWHOのICD-11委員会が「老衰」を診断名として取り消すよう求めるようにもなった」

事実、スウェーデンでは、新型コロナウイルス禍のなか、「八〇歳以上の人たちは集中治療室を利用できない」と線引きをした。老いが治療可能な病気だと見ていたら、このような判断を下しただろうか？

ノーベル賞受賞者の「死は必然ではない」

ノーベル物理学賞受賞者リチャード・ファインマンも、「生体の振る舞いを見ていても死は必然とはいえない。その原因を生物学者が発見するはずだ」と断定している。

まず、ヒトのある健康状態を病気と定義するには、「原因が明確であること」「治療の可能性があること」が求められる。しかし、これまで老化は、その原因も分からず、治療もできなかったため、運命として片づけられてきた。

ところが、過去二〇年の研究で老化の原因も明らかになり、脳機能や筋力など、老化に伴う様々な機能低下が治療可能であるという科学的な事実が蓄積されてきた。

このことから、少なくとも細胞レベルでの老化を病気として扱い、治療法の開発に用いることが、アメリカのバイオテックを中心に世界的な流れになっている。

たとえば認知症、あるいはサルコペニアや骨粗鬆症など、加齢性の疾患を細胞レベルで理解し、それらをコントロールすることで一度にすべて予防し、健康寿命を延伸する新しい薬などの開発が進んでいる。

重ねて述べるが、臨床的にも、老化を病気として診断することは時期尚早である。今後は、単純に老化という名前ではなく、分子的な原因によって細分化された個別の名前が付いていくだろう。

いずれにしても、メトホルミンに代表されるように、一つの薬で筋力や認知機能など複数の加齢に伴う機能改善を目指した薬の臨床試験をFDAが認めていることは、非常に興味深い。実用に向けたトライアルは「TAME（Targeting Aging with Metformin）」と命名され、アメリカを中心に被験者のリクルートが開始されている。

過去には、メトホルミンが死亡率を抑制する点について疫学研究が発表されているが、それは2型糖尿病の患者におけるメトホルミンの有効性である。そうした患者たちに、どのような生活習慣や服薬履歴があったかなどは知ることができない。こうした制約が多いため、健常人におけるメトホルミンの有効性は、まだ不透明である。

そのため、このような老化治療薬に対しては、「二重盲検試験（Double Blind Test）」と呼ばれるテストが必要である。被験者、実施者、評価者などが試験対象を把握せずに適切な比較対象（プラセボ効果）を設定し、薬やサプリメントなどの効果を検証するものだ。Xプライズ財団の「Xプライズ ヘルススパン」は、この部分を支援する枠組みともいえる。

いずれにしても健康寿命が延伸すれば、一生のうちで家族と過ごせる時間が長くなるし、旅行など家族単位の経済活動が増える。また当然、働きたい人は社会で仕事を続けることもできる。経済的なインパクトは非常に大きい。

プロローグで触れたアメリカ人起業家のブライアン・ジョンソン。彼は「老化の逆転」を目指す「ブループリント」プロジェクトを推進しており、先述の通り「前の時代では子どもにバトンを渡してきたが、私はタルメージ（息子）とは、いつまでも一緒に旅をしたい」と発言している。家族の在り方や価値観の変化を表している言葉だといえよう。

問題は、それを医療行為として保険を適用する際、その費用対効果をいかに算出するか、である。また、保険を適用できないのであれば、どのように有効性と安全性を担保し、市場を形成するのか。これらのことは、どれだけのエビデンスがあるかによって変わってくる。現在、多くの自由診療による民間医療が行われ、死亡事故も発生しているが、消費者にはエビデンスすら公示されておらず、何が正しい情報なのかを判断することも難しい。

また、健康寿命や寿命自体の延伸は、ヒトだけでなくペットにも応用可能である。実際、免疫抑制剤のラパマイシンを使ったイヌへの投与試験は、既にアメリカで進行中である。

ペットの寿命延伸は、実はヒトの寿命にも影響する可能性がある。ある研究では、ネコを飼っている人はイヌを飼っている人よりも心血管疾患リスクが有意に低く、四〇～六四歳の人は、ネコだけを飼うことが有益だとされている。

一方、オーストラリアにおけるペット（イヌ、ネコ、鳥、魚など）の飼育と全死因死亡リスクとの関連性を調査した結果からは、イヌを飼っている人は寿命が長いという報告があった。その影響は、ほかのペットの飼育をしている人には見られなかった模様である。

ペットを飼うと、孤独を紛らわせることができる。また、イヌの散歩などは運動不足を解消することにも役立っている。特にイヌの散歩は、２型糖尿病の予防や、地域コミュニティとの連携を深めることに寄与している。

カロリー制限よりも強力な化合物

さて、私が「若返り科学」において興味を持っている領域として二つ目に挙げたのが、化合物である。

そのなかには、たとえばNMN（ニコチンアミドモノヌクレオチド）がある。ビタミンB3などを材料として体内で作られる成分で、あらゆる生物の細胞のなかに存在する。ということは、NMNサプリメントは、自然界に存在する化合物である。

また先述した通り、アメリカで臨床試験が行われている糖尿病の薬であるメトホルミンも、同様に化合物である。

このような化合物は、サプリメントとして使用するケースもあれば、薬として使用するケースもあるが、薬の場合、何かの疾患に対して有効であるという国の承認を得なければならない。もちろんサプリメントと薬の両方で、安全性や副作用のデータは必須である。こうした化合物も、自分自身の老化をコントロールする場合には、積極的に摂取する必要があるだろう。

カロリー制限も強力な健康寿命を延伸する手段である。二〇二四年に行われた大規模なマウスを用いた実験では、四〇％のカロリー制限が最も効果が高いとされた。しかし、食卓の上から四〇％も食事が減ったら、逆にストレスが増えて寿命が縮みそうな気もする。つまりカロリー制限による健康寿命の延伸は、多くの人にとって現実的ではないといえるだろう。

こうしたことから、カロリーを制限しなくても同等の効果を与えてくれるもの、それが老化を回避するサプリメントの基本概念である。カロリー制限よりも強力で、細胞の老化を治療できるような化合物があれば、そのほうが効果的だ。

実際、『LIFESPAN 老いなき世界』を書いたデビッド・シンクレア博士たちは、山中因子のうち「Oct4」「Sox2」「Klf4」の遺伝子を導入しなくても、「化合物カクテル」で、同様の「リジュヴネーション（若返り）効果」や細胞学的な治療効果が得られることを発表している。

これも化合物の一つの利用方法であり、緑内障や認知症、あるいは骨粗鬆症など、様々な加齢性の疾患、もしくは身体機能の低下に対して新しい選択肢を与えてくれるかもしれない。

近年では、「GLP-1受容体作動薬」のような糖尿病の薬が、「痩せ薬」としても世界を席巻している。この薬は、血糖値が高い糖尿病の患者にとっては有用だ。インスリン分《ぶん》泌《ぴつ》を促すほか、高血糖時のグルカゴン分泌を抑制するなど、血糖をコントロールしてくれるからだ。

ところが「痩せ薬」としても使われることもあり、逆に血糖値が下がり、体重が急激に落ちることがある。すると筋肉量が低下し、日常生活に悪影響を及ぼす可能性も指摘されている。

そのため、「GLP-1受容体作動薬」を飲んでも筋力が落ちないような薬とのコンビネーションが期待され、イーライリリーなど各社が、鎬《しのぎ》を削《けず》って開発している。私たちの研究室でも、この化合物の開発を進めており、スタートアップの設立も目指している。

ただ、肥満という「先進国病」に対して薬で対応し、さらに副作用を薬で抑制するといった行為は、マッチポンプのようにも見えて、倫理的な課題が残る。

エビやホタテやアスピリンも寿命を延ばす

先述した通り、私たちの研究室では、老化が始まるタイミングや速度を研究するため、ICEマウス（エピゲノムを変化させて老化が進んだのと同じ状態にしたマウス）を実験対象にしている。そうして、脳、筋肉、眼、骨といった様々な体の部位を治療するための化合物を、食品や薬などのなかから見つけようとしている。

たとえばメトホルミンのように、長期にわたり使用されており、安全性も確認され、あるいは薬局で売られているような薬であったとしても、実は老化防止や若返りに効果があることが判明している。

先述した通り、NIA（アメリカ国立老化研究所）は、「The Interventions Testing Program（ITP）」という寿命を延伸する化合物を見つけて評価するためのプログラムを実施した。すると、私たちが普段から食べているエビやホタテなどの魚介類に多く含まれているアミノ酸の一種であるグリシンが、マウスの寿命を延ばすことが判明した。

また、痛みや発熱を和らげる効果のあるアスピリンも、実は寿命を延伸する。

一方、ITPによって、健康に良いといわれる赤ワインのレスベラトロールや、DHAなどで知られる魚の脂は、寿命を延伸しないことが判明した。

対象が実験動物のマウスであるということ、平均寿命が延びることと健康寿命が延びることは必ずしもイコールではないことなど、実験結果を解釈する際には注意が必要だ。しかし、私たちはまだ、身の回りにある多くの食品や薬のポテンシャルを、老化や「若返り」の観点から究明してはいない。そう理解すべきであろう。

ただ食品や薬を再利用するだけでは、収益性やマーケット規模という観点から、ビジネス化は難しい。薬の場合、規制当局のレギュレーションのなかで、知的財産やノウハウなどを排他的に使うのが一般的である。本来は糖尿病の薬だったメトホルミンを「若返り薬」として使うことの難しさも、この点に集約されている。

そこで、まったく新しい化合物を見出して、新しい薬を製造・販売し、治療不能な疾患を治す、それがバイオテックにとって課された宿命となるのだ。

アメリカで創業したバイオテックの目標

「若返り科学」への三つ目のアプローチとして、九州大学の川又理樹が開発した技術を中心に、私たちがアメリカで起業したバイオテック「One Genomics」が目指している方向性を示したい。

会社では川又が開発したゲノム編集の効率性や編集方法を制御する新しい技術（ガイドＲＮＡ）を使用している。バイオテックとしての正攻法は、技術の有効性を証明する標的たる疾患を見つけ、その薬を開発することである。当然、わが社のＣＥＯを務めるメタ出身のダイアナ・ランと私は、「リジュヴネーション（若返り）」も狙っている。

エピゲノムや後天的な老化、あるいは「老化時計」の部分で述べるように、分子生物学的な観点から、加齢に伴う細胞や臓器の変化は、一定程度まで若年時の状態に戻すことができると考えている。

現在は、寿命延伸効果のあるラパマイシン、あるいは老化細胞だけを体から排除して疾患の治療を目指す方法「セノリシス」などもリジュヴネーションと呼ばれ、その定義は混沌《こんとん》としてきている。しかし、予防や治療とは異なり、細胞機能の状態を元に戻すことをリジュヴネーションと呼ぶのであれば、これまで大きく分けて二つの技術が知られている。

一つはパラバイオーシス（血液交換術）、もう一つは山中因子を使ったエピゲノムと老化の制御であろう。

二〇〇五年には、若いマウスと年寄りのマウスを外科的に接合し、血液を循環させるパラバイオーシスによって、幹細胞が活性化することが見出された。その後、脳、心臓、筋肉といった臓器の機能が改善されることも報告された。

そして現在は、その役割を担っている「若返り因子」として、若いマウスの血液中に含まれていた「GDF11」「FGF17」「FGF21」「PF4」といったタンパク質が着目されている。また当然、山中因子も、エピゲノムを介した老化のコントロールで知られている。

この分野では、アマゾン創業者のジョフ・ベゾスが参加する「アルトス・ラボ（Altos Labs）」や「OpenAI」のサム・アルトマンが参加する「レトロ・バイオサイエンシズ

(Retro Biosciences)」、そのほかにも「ターンバイオテクノロジーズ（Turn Biotechnologies)」といったバイオテックが鎬を削っている。

では、私たちの会社はどうか？　わが「One Genomics」は、ゲノム編集技術を基盤に、リジュヴネーションを誘発する遺伝子の持続的な活性化を狙っている。

先述した通り、私は二〇一三年春、ボストンマラソン爆弾テロ事件で実行犯がボストン市内を逃げ回っている最中に、アメリカ留学の初日を迎えた。街全体で銃を持った警官が警戒するなか、デビッド・シンクレア研究室へ赴いた。

その後、川又、ラン、私の三人は、ボストンで、それぞれハーバード大学やＭＩＴ（マサチューセッツ工科大学）の学生として交流を深めた。酒を酌《く》み交《か》わし、何か面白いネタがあれば会社でも創ろうと話をしていた。それから七～八年経って縁があり、ともに起業することになった。

ランとは八年近く、直接、会ってはいなかった。しかし、スタートアップとして成り立つことに不思議な感覚を覚えた。ただ、それもこれも、川又の人格が奏功しているのだろう。衝突し合う私とランを上手にいなし、バランスを取ってくれるからだ。

私たちは現在、「safeguard RNA（セーフガードＲＮＡ)」と呼ばれる新しいゲノム編集ツールを使い、治療法のない疾患に対する治療法の開発を主軸に進めている。同時に、老化を制御《せいぎょ》する遺伝子やタンパク質を見つけて、治療法を開発することも進めている。

たとえば、パラバイオーシスや山中因子による「若返り」は、なぜ細胞や臓器の機能を改善することができるのか？　その具体的な理由がよく分かっていない。

そして、これまで使われてきたカロリー制限やラパマイシン使用などとは違う、まったく新しい老化をコントロールする遺伝子が存在することは、多くの研究者が感じている。

それら遺伝子情報を書き換えたり、消したり、あるいは追加したりすることで、寿命を一五〇歳にすることが可能になるかもしれない。たとえばアメリカのマウンテンビューにある「ターンバイオテクノロジーズ」も、山中因子を搭載した「人工環状二本鎖ＤＮＡ」を細胞に導入することで、細胞の機能亢進《こうしん》と疾患の治療を目指している。

日本人初のプラットフォーマーに

アメリカには、「アメリカ老化研究連盟（ＡＦＡＲ）」や「健康・寿命研究アカデミー（Academy for Health & Lifespan Research）」といった老化研究を支援する非営利組織がある。また、「長寿バイオテクノロジー協会（The Longevity Biotechnology

Association）」のような産業界に近い非営利組織もあり、研究者や臨床医、あるいは企業や政府の関係者が集まって、老化研究の在り方や方向性を積極的に議論している。

またアメリカやドイツには「バック加齢研究所」や「マックス・プランク老化生物学研究所（Max Planck Institute for Biology of Ageing）」「ライプニッツ老化研究所（The Leibniz Institute on Aging）」といった老化研究に特化した組織もある。

特にアメリカでは、財団が運営する国から独立した研究所が数多く存在しているが、バック加齢研究所もその一つである。

一方の日本……老化研究は、大学、国立研究機関、企業で推進されているが、日本のアカデミア全体の研究力の低下が問題になっている。

国内では、アカデミアの研究者の多くが研究費の増額を求めている。しかし、大学の知的財産を活用したライセンス収入は、二〇二二年度の文部科学省調査で、六五・一億円に留まる。一方、アメリカの大学における二〇二二年の特許収入は三八億ドル（約五七〇〇億円）……使用されている研究費にまったく見合わない成果に対して、日本の納税者の共感を得ることができるのだろうか。

またアメリカのＮＩＨ（アメリカ国立衛生研究所）は、同年の研究費が経済に与えたインパクトも公表している。それによると、四七〇億ドル（約七兆円）の研究費に対して生み出された経済活動は、九二八・九億ドル（約一四兆円）である。つまり、一ドルの投資で二ドルの経済活動を生み出している。

日本にも基礎研究を助成する様々な民間財団がある。また、公的な資金としては日本学術振興会の科学研究費助成事業（科研費）など、研究の裾野《すその》を広げる枠組みもある。

特筆すべきは、一九八七年のベネチア・サミットにおいて中曽根康弘《なかそねやすひろ》首相（当時）が提唱した国際プロジェクト「ヒューマン・フロンティア・サイエンス・プログラム（HFSP）」という国際ファンドである。私も留学時にお世話になったが、これまで三一人のノーベル賞受賞者を輩出した素晴らしい取り組みだ。そこには「PD-1」という分子を介した免疫機構を解明し、ガン治療法の礎《いしずえ》を築いた本庶佑《ほんじょたすく》博士も含まれている。

このHFSPでは、二〇二三年の予算が五五八〇万ドル（約八四億円）と、金額規模から考えても非常にパフォーマンスが良い。おそらくその理由の一つが、応用性を一切許さない真のサイエンスに迫ったものであるからだろう。そして、独創性の高い研究をする応募チーム、あるいは研究者だけを支援しているからでもあろう。

しかしアメリカでも同様のことではあるが、公的資金は常に実現可能性を追い求めており、研究の裾野を広げるという視点が欠如している。また日本の場合、公的資金に依存するあまりに研究費が不足してしまう傾向にあり、その金額は絶望的にも見える。このことにも関連するが、国から独立した研究組織の広がりも存在しない。

老化や「若返り」の研究にしても、短期的な治療モデルとして考えるのではなく、「社会が将来的に必要とするものは何か」という長期的な視点に立って取り組んでいかなければならない。もちろん、世界で誰もやっていないような中長期的な研究課題へのアプローチも必要だ。加えて、研究成果の価値を最大化し、社会に実装する圧倒的な推進力も必要となる。

たとえばアメリカの「カンブリアン・バイオファーマ」は先進的な手法を使ってアカデミアの研究を見出し、研究の価値を最大化しながら、「若返り科学」を世界に届けようとしている。

先述の通り「アルトス・ラボ」は、三〇億ドル（約四五〇〇億円）という圧倒的な資金力と優秀な研究チームを結び付け、「若返り科学」の世界観を製品に落とし込もうとしている。また二〇二五年には、「レトロ・バイオサイエンシズ」が一〇億ドル（約一五〇〇億円）の資金を調達している。

またXプライズ財団も、一億一〇〇万ドル（約一五〇億円）のコンテストを設定し、「若返り科学」のコミュニティ形成やビジョンの共有を推進しているが、私が参考にしている取り組みは「OpenAI」や「ノボ ノルディスク」のものである。非営利組織と株式会社のハイブリッド方式によって、研究と開発を両輪で回しているのだ。そして中長期的な研究や、株式会社を活用した研究の持続性、あるいは循環を達成しようとしている。

もちろん、二〇二三年に起きたサム・アルトマンの「解任事件」に端的に表れるように、非営利組織と株式会社のハイブリッドから生じる副作用もある。しかし、それぞれの組織と研究形態が進化しながら新しい技術を生み出していることは明白だ。

私たちが設立した「ASAGI Labs」も、一般財団法人と株式会社のハイブリッド構造となっている。そうして、一般財団法人（非営利組織）は裾野の広い研究支援を民間と連携して行い、株式会社（営利団体）は社会への実装を担う。株式会社が生んだ利益は、また一般財団法人へと還元されるようにして、持続的かつ自立的な研究組織となることを目指している。

この研究組織は国内だけに留まるものではなく、将来的にはドイツやアメリカにも研究室を設けたい。そして、世界最高峰の学術研究機関とされるドイツの非政府・非営利学術団体「マックス・プランク研究所」のような組織を目指したい。ちなみに、この研究所からは、三七人のノーベル賞受賞者を輩出している。

スティーブ・ジョブズの金言

私自身は、生物学者として生命のなかにある「時間の分子コントロール」、すなわち「老化」を理解したかった。そうした純粋な興味から、「老化モデルマウス」「ダイオウイカ」「ニシオンデンザメ」「アユ」「ペンギン」といった生物の多様な老化を研究してきた。その研究のなかで生まれる技術が、将来、社会でどのように使われていくのか、そこに興味がある。

こうした観点から、修士と博士の過程で遺伝学や分子生物学の基礎を学んだ。またアメリカに渡ってからは、「バイオテック・ハブ」としてのボストンという街を研究した。狭い地域のなかで、年間三兆円規模の投資が生まれる理由、そして開発の手法を学んできた。

さらに二〇一七年に日本に帰国してからは、研究室を運営しながら、慶應義塾大学発のバイオベンチャー・坪田ラボの「最高科学責任者（Chief Scientific Officer：ＣＳＯ）」として、研究、知財、契約、臨床研究などを経験した。坪田《つぼた》一男《かずお》社長（慶應義塾大学医学部眼科学教室名誉教授）のリードのもと、坪田ラボは二〇二二年、東京証券取引所グロース市場に上場している。

ボストンに留学していた当時から現在に至るまで、坪田社長からは多くのことを学んだ。研究者としての、そして組織のリーダーとしての、ビジョンや思考法について学ぶことができたのが大きかった。

ある日、坪田社長と二人で食事をしているときに、こんなことをいわれた。

「早野くん、エフォート（努力）は一〇〇％じゃないんだよ。自分がご機嫌《きげん》になれば、二〇〇％にも一〇〇〇％にもなる。そう、自分のご機嫌に責任を持つことこそが大切なんだよ」

これは、スティーブ・ジョブズの語りを残す動画に登場する有名な言葉に共通する。すなわち、「成功する人物に共通する要素は情熱だ」である。

では、私の「情熱」を実現していくには、何が必要なのだろうか？　まず、多くの研究者との連携が必須だ。日本にも多くの優れた研究者がおり、さらに世界にも「若返り」のアイデアを持つまだ見ぬ研究者がいる。そうした優れた研究者とのネットワークを広げていかなければならない。

また、私の研究成果だけでなく、未来に必要な成果を届けるために、社会への実装に長《た》けたチームとの連携が必要だ。その社会実装に長けたチームには、現状のビジネスモデルに当てはめるだけではなく、まったく新しい課題に向けて苦難を乗り越えることが求められる。そんなハードな体験を好むメンバーが必要となる。

私が二〇二二年に設立した株式会社「Flox Bio（フロックス・バイオ）」は、ボストン留学時代から社会実装のリアルを教えてくれた製薬企業出身の山本憲幸《やまもとのりゆき》氏がCEOだ。そして、インペリアル・カレッジ・ロンドンで免疫工学の研究室を主宰し、魅力的なシーズを創出し続ける石原純《いしはらじゅん》博士、若くして理化学研究所で研究室を主宰し、グリア細胞の研究では既に一流の研究者たる長井淳《ながいじゅん》博士が脇を固める。

このフロックス・バイオは、創薬を志す製薬企業などにおいて実務経験を持つ人材と研究者が集まり、大学の卓越した研究成果を社会に実装することを目指すプロジェクトである。

日本の科学技術は本質的に優れてはいるのだが、事業として成功していない事例が多い。当たり前のことではあるが、世界と戦う硬質なスタートアップを創出し続けることこそが重要だ。

そのためフロックス・バイオの目的は、アカデミアにおける基礎研究と応用研究をつなぎ合わせ、その間に存在する障害を取り除き、事業化を加速させる。「Flox」とは、遺伝子組み換えに用いられる技術を指す。「研究と応用をつなぎ合わせたい」という山本の強い思いから名づけられている。

一方、「One Genomics（ワン・ジェノミクス）」は川又理樹の研究成果を、ゲノム編集を使用して疾患や老化へと適用していく。

また私は、現在、研究データを活用して作成した化合物によって、サルコペニア、すなわち筋肉機能が低下する疾患を対象としたスタートアップの設立も目指している。慶應義塾大学イノベーション推進本部や、投資企業「KII」の支援のもと、社会実装チームの構築へと向かっている。

このように私たちは、民間企業として、そしてスタートアップとして、国から独立した研究・開発を進め、世界に挑戦している。いま「若返り業界」で最も大切な要素は、以下のようなものとなるだろう。

「研究そのものを特定の分野に限定せず、広い視点から社会に向けて提案する組織」

「世界で誰もやっていない中長期的な研究」

「研究成果の価値を最大化し、民間企業と連携しながら社会実装する推進力」

……これらを実現するための枠組みが必要になる。

一つのロールモデルは、「OpenAI」のような非営利組織と営利組織がハイブリッド構造になった形。いわゆる研究と社会実装が一体型した組織だ。

その「OpenAI LP」は人工知能の研究と開発に焦点を当てた組織だ。非営利組織の「OpenAI」は「人類全体に恩恵をもたらすための安全な人工知能の開発」を使命としている。

「OpenAI LP」は、資本的にも非営利組織である「OpenAI」の管理下にある営利組織だが、実際の研究や開発を担当する。このとき投資家のリターンには上限がある一方、追加の利益は非営利組織に還元されるようになっている。

「OpenAI」のような非営利組織の重要性

このように二つの組織が協力して、「OpenAI」は、人工知能の分野で持続可能で倫理的な進歩を実現するフレームワークを構築している。また周辺企業とも連携することで、技術の社会実装を実現している。

こうしたことは本来、日本の大学も目指すべき方向性なのかもしれないが、文部科学省による二〇二二年の調査では、大学から生まれた特許からのライセンス収入は、日本全体でわずか六五・一億円……過去、二〇年間、この金額は微増してはいるが……一方、アメリカの二〇二二年のデータでは、三八億ドル（約五七〇〇億円）のライセンス収入を得ている。

このほかにもアメリカの大学の活動は数値化されており、一九九六年から二〇二〇年までのあいだ、三〇〇兆円規模の企業生産、六五〇万人の雇用、一万七〇〇〇以上のスタートアップ創出、二〇〇以上の創薬やワクチン開発に貢献したとされる。

また、ハーバード大学の「ヴィース研究所（Wyss Institute for Biologically Inspired Engineering）」は、「自然が作り上げる方法を模倣した革新的なテクノロジーを開発することでヘルスケアと環境を変革し、企業とのパートナーシップを形成して、製品への転換を加速させ、近い将来、世界にポジティブなインパクトをもたらす」というミッションを掲げる。

こうして研究と社会実装を展開するこの組織に対し、スイスのビリオネア、ハンスユルグ・ヴィースが、二〇〇九年にも一億二五〇〇万ドル（約一八八億円）を、さらに二〇一九年には一億三一〇〇万ドル（約一九七億円）を寄付している。そして抗ガン剤やソフトロボットの開発などを成功させ、多くの実績を残している。

その特徴は、ハーバード大学のなかで行われる先端的な研究に対し、社会に実装するためのテクノロジーリスクを軽減させることにある。ゆえに科学的・技術的な面を重点的に支援し、その後、開発や知財育成の両面で援助する。また、市場での可能性をも検証している。

実はこの方法は、アメリカの研究開発を支援する「ＳＢＩＲ（Small Business Innovation Research：中小企業技術革新研究プログラム）」と同様である。まずは先端的な研究の推進とテクノロジーリスクを下げることに注力する。そうして研究者自身に事業計画を書かせ、市場を予測させる。当然、日本の研究費要請に散見される「なんちゃって事業計画」などでは通用しない。

また、研究者がやるべき仕事と、開発者や弁護士がやるべき仕事が、精緻化されたフローとなっている。そして、その研究成果は、技術の内容によっては企業へとライセンス化され、たとえばリスクや成長性の高いものはスタートアップ化する。こうして投資を得て、民間企業として育っていくのだ。

同じようなことを、民間企業として、老化分野で進めているのが「カンブリアン・バイオファーマ」のような分散型創業企業だ。

「若返り」プラットフォームには、保険が適用されない身体機能の低下に対する治療方法や健康寿命の延伸、あるいは創薬の外にある食品、自動車などの移動手段や通貨、そして、家族、文化、宗教など多種多様な要素が入り混じる。それを推進するには様々な方法を採らねばならず、民間との連携も必要不可欠となる。ゆえに、短期的な売り上げや株価に左右されない非営利組織としての動きも必要になる。

そのため、「ASAGI Labs」プロジェクトを通して私たちは、「OpenAI」やノボ ノルディスク財団のような形態を目指す。すなわち、非営利組織たる財団と、営利組織たる株式会社が連携し、「若返り研究」の方向性を策定して、中長期的なイノベーションの推進を図るものだ。

日本においては、地方自治体が高い研究力を発揮し、病院などと連携して健康寿命を延伸させている。このような地方自治体と連携し、「ふるさと納税」によって民間支援を受けることは、大きなムーブメントとなるかもしれない。そう私は心から期待している。

たとえば、支援したいと思う研究分野の学生の学費を無料にする。あるいは、特色ある大学と企業の民間連携を推進する仕組みを作る。そのために、ふるさと納税や寄付を行うのだ。

現在、スタートアップ支援、あるいはベンチャーキャピタルによる投資があるのは良いのだが、日本の大学は、いわば「焼畑農業」のような、あるいは「自転車操業」のような状態を呈している。そのため、投資だけではなく、フィランソロピー型の寄付金も活用していくべきだろう。

そうして輝ける未来に必要となるイノベーションと人材を中長期的に支援していく――私はそう強く念願している。

第三章　老化と「若返り」の最新科学

ヒトの平均寿命は異常に長い

過去三〇年にわたる基礎研究と臨床試験によって、老化を防いだり、老化を治したり、すなわち「若返り」の術は、少しずつ明らかになりつつある。ただし根本的な問い「そもそもヒトはなぜ老化するのか?」に対する答えは、これまで明らかになっていなかった。なぜなら誰もが「歳をとるとともに老いていくのは当たり前だ」と疑いもしなかったからだ。

ヒトの老化とは、成長から身体機能の低下、そして病気に罹って死ぬまでを指す。エジプトの王ファラオ、秦《しん》の始皇帝《しこうてい》、現代の大富豪……彼らは、その老化や死から逃れるため、その財力や権力を使ってきたのかもしれない。またその恐怖が、時々のイノベーションを惹起《じゃっき》する原動力となったのかもしれない。

ヒトはなぜ死ぬのか、老化するのか、といった疑問に対する文化的、宗教的、生物学的な答えは、多くの本や論文として出版されている。

私自身は、大学三年生のとき、生物学的な視点から老化に興味を持った。その後の研究成果を社会に役立てる方法はないかと、試行錯誤《しこうさくご》している。

また、私の興味の背景には生物学があるが、その対象はヒトに限定せず、植物、細菌、昆虫、魚類、哺乳類などとしている。生きとし生けるものすべてに共通する原理にある。ダーウィンの進化論、適者生存の原理のもと、われわれの遺伝子が残り、寿命が決められてきたのかもしれない。ただし、過去一二〇年のあいだにヒトの平均寿命が二倍にまで延びるなどということは、四六億年前に誕生した地球も想像していなかったはずだ。ダーウィンも驚いていると思う。

本来、体の大きさと寿命は比例している。そのためヒトの体の大きさからすれば、四〇歳前後が平均寿命となるのが自然だ。しかし医学の進化や保健の徹底によって、明らかにヒトの寿命は他の哺乳類よりも長い。体の大きさや呼吸速度から見れば、異常に長い平均寿命だといっていい。

ただ、昔から寿命の長いヒトは突如として現れるが、それでも一二二歳五ヵ月を超えて生きたヒトはいない。また、既にガンなど多くの疾患の診断・治療技術は進化しているので、現在の八〇歳前後の平均寿命は、これ以上は延びないという説もある。

しかしヒトの健康寿命は、まだまだ延ばせるはずだ。それゆえに現在、老化研究と、その研究成果を使ったバイオテックが着目されている。すなわち、機能が低下した身体機能であっても回復の可能性があるということだ。

「不老不死」のゲノムは存在するのか

一方、地球上には、ほとんど老化をしない生き物がいる。たとえばハダカデバネズミ。その寿命は約三〇年だ。ハツカネズミの寿命が三年ほどであるから、同じ種としては、ざっと一〇倍も長生きする。

しかもハダカデバネズミは、年齢を重ねてもほとんど老化せず、ガンにも罹りにくい。生涯を通じて若いままであり、コロリと死ぬ。

あるいはグリーンランド近辺に生息するニシオンデンザメの寿命は約五〇〇年。彼らにとって老化は、まったく必然ではない。

以下は巻末に掲載した論文から抽出《ちゅうしゅつ》してまとめた考察である。

近年、次のような生物の寿命が注目されている……ホッキョククジラ（二〇〇年以上）、ゾウガメ（一〇〇年以上）、アジアゾウ（八〇年以上）、アフリカゾウ（六五年以上）、ハダカデバネズミ（三〇年以上）、カナダビーバー（二三年以上）、メバル科のいくつかの長寿メバル（一〇〇～二〇〇年）、そして「不老不死」のベニクラゲ、あるいは様々なコウモリ……これら生物のゲノムにスポットが当たっているのだ。

一方、短命な種のゲノムについては、あまり注目されてこなかったが、アフリカ産のターコイズキリフィッシュ（メダカ：四〜六ヵ月）は例外で、老化と仮死状態の重要なモデル生物として注目されている。

これらの多様な生物種のゲノムを個別に解析した結果、インスリンシグナル伝達、脂肪酸代謝、ＤＮＡ修復、炎症、細胞周期、腫瘍《しゅよう》抑制経路など、主要な老化経路が注目されるようになった。短命のメダカでは、これら重要な加齢に関連する経路において、長寿に関与する遺伝子の寄与度が低かったのだ。

このような兆候は、ゲノムの構造などの変化にも見られる。

ホッキョククジラではＤＮＡの損傷修復やガンに関連する遺伝子が優勢であり、岩礁に定着するロックフィッシュでは免疫抑制機能を持つブチロフィリン遺伝子が加齢しても増加を示す。不老不死のベニクラゲではＤＮＡ修復と複製、テロメア（染色体の末端にあるタンパク質とＤＮＡの複合体）維持、酸化ストレス、幹細胞維持、細胞間コミュニケーションに関連する遺伝子が活性化し、コウモリでは抗ウイルス機能を持つ遺伝子のレパートリーが豊富である。

鳥類や哺乳類に比べ、爬虫類《はちゅうるい》や両生類、特にカメやリクガメは非常に長生きであり、加齢による衰えがほとんど見られない動物でもある。しかし、七七種の爬虫類と両生類の老化率と寿命を比較したところ、その老化には相当なばらつきがあった。

また、動物園のカメとリクガメを調査したところ、管理された条件下では、老化がほとんど起こらないという明確な証拠も発見されている。

こうしたことを総合すると、長寿は、種によって大きく異なる遺伝的形質といえるだろう。

老化に関係する遺伝子の影響は一六%

ここで改めて、なぜ人間を始めとする多くの生き物は老化するのか、を問いたい。

老化全般の制御について、遺伝子の影響は一六%程度に留まる。つまり残りの八四%は、生まれてからの生活全般によって決まる。

分かりやすい例を挙げるならば、二〇代に暴飲暴食を繰り返したりすると、その影響が五〇代以降に出てきて老化を早める、ということだ。これは後述する「エピゲノム」によるものである。

そして先述した通り、ある種のサメは五〇〇歳まで生き、一〇〇歳まで子どもを産まない。同じように人間が一五〇歳で子どもを産むことができれば、人口減の解消につながるかもしれない。すなわち、少子高齢化の軽減につながる。

そんななか、「老化時計（Aging Clock）」は、数年以内に実用化されるだろう。腕時計などに自分の寿命が表示される優れものだ。

その老化時計では、たとえば前日に大酒を飲むと「寿命マイナス二週間」などと表示される。これは二〇二五年大阪・関西万博にも出展されることになり、大阪万博エイジングクロック委員会が設置された。

遺伝子変異が老化の原因ではない

さて、クローン動物は、その多くが寿命を全うする。クローンを産生するとき、健康な動物を一から作ることのできる遺伝情報を、高齢の動物も保持している。これによって、「遺伝子変異が老化の主な原因ではない」ということが分かる。

遺伝子の変異は、ガンなど重大な疾患につながる。一方、「身体機能が低下する」「病気になりやすくなる」「感染症に対して脆弱になる」などのことは、後天的な食事や運動といった環境ストレスの蓄積が原因である。

すなわち老化とは、細胞機能が変化し、生物学的には遺伝子の使い方や後述するエピゲノムなどが変化した結果なのだ。

加齢に伴って幹細胞のＤＮＡ配列が変化してしまうことが分かっている。一方、ＤＮＡ配列によって、老化という時間の変化に伴う臓器の機能低下や病気の罹患率、あるいはワクチン効果の低下といったことを説明できるのかというと、実はそうでもない。

繰り返すが、ＤＮＡ配列の変化によって遺伝子の機能が失われてしまうと、ガンなど重篤《じゅうとく》な疾病に罹る。そのため遺伝子治療が世界的に行われているわけだ。

ただ、ＤＮＡ配列の変化だけで老化のすべてを説明することはできないし、むしろ老化は遺伝子の使い方が変わってしまうことによって起こる。すなわち、後述するエピゲノムに見られる文字と付箋の関係である。

また、長寿遺伝子として「ＦＯＸＯ３」や「ＡＰＯＥ４」が知られているが、これら遺伝子が「遺伝子多型」と呼ばれるＤＮＡ配列を持っていると、寿命が長い傾向にある。

しかし通常、健康な人と不健康な人のあいだで、「遺伝子多型」があるかどうかは、あまり重要ではない。むしろ食事や運動など、後天的な行いが寿命に影響するのである。

重要なことは、老化の原因となっている後天的な部分を突き止めること。そして、遺伝子の使い方を元に戻す方法があれば、ＤＮＡの配列の一つ一つを全細胞で変化させるより、ずっと簡単に寿命をコントロールできるだろう。

こうすれば、「若返り」と呼べる身体機能の回復と健康寿命の延伸、そして寿命自体の延伸が可能になるのではないかと思う。

さらに、ゲノム編集など非常に多様なツールが開発されている現在、重篤《じゅうとく》な疾患や老化を治療することも可能になっている。そんな時代に私たちは立っているのだ。

アシュリーの早老病とは何か

読者の方々は、もし数％でも寿命が延びて、認知症や心臓の病気になる可能性が下げられるなら、生まれる前にＤＮＡ配列を書き換えるゲノム編集といった技術を受けたいだろうか？　もしくは、いまからでもＤＮＡ配列を書き換えてほしいと思うだろうか？

実際にゲノム編集は、重篤な病気やガンを対象とした治療に応用されている。緊急性が高い場合、あるいは、ほかに治療法がない場合などに使用されている。

たとえば早老病のために一七歳で亡くなったアシュリー・ヘギ（一九九一年生まれ、二〇〇九年没）……彼女はハッチンソン・ギルフォード・プロジェリア症候群に罹っていた。これは先天的遺伝性疾患である。テレビ番組で紹介され、『アシュリー～All About Ashley～』という本もあるので、ご存じの人も多いだろう。

この病気では、ラミンAと呼ばれる細胞核内のDNAを取り囲む構造に必要な遺伝子がうまく機能しない。そのため脱毛などが生じ、老化したような風貌に見える。そして、脳《のう》梗塞《こうそく》や冠動脈疾患などを発症し、平均して一三歳くらいで亡くなってしまう……そんな病気。それゆえに早老症と呼ばれているのだ。

アシュリーのケースでは、健常人の一〇倍近い速度で老化が進み、一七年の短い生涯を終えた。けれども決して人生を悲観したりしなかった。たとえ十数年で死を迎えなければならないという事実があっても、幼いころからそれを熟知し、「誰だって完璧じゃないもの」と事実を受け入れた。

そんな彼女はハッチンソン・ギルフォード・プロジェリア患者として「異例の長寿」といわれたが、その一生は、老化に関して一つの答えを与えてくれた。

すなわち、「人は何年生きるかではなく、いかに生きるかなのだ」と――生きている時間の過ごし方に、人間の成熟度が表れるのだ。

だとすれば、できるだけ長く、より自分らしく生きることができれば、老化に対する概念が変わるのではないか？　科学とイノベーションによって、時間の価値を高められるのではないか？　次第に、そんな思いに突き動かされるようになり、私は老化の研究を専修とした。

また、自分一人でできることに限界を感じてからというもの、できるだけ周囲の人とも交わるようにした。引きこもって研究する人生など、あまりにもったいない。老化研究のために留学したボストンでは、スタートアップ、投資、開発といったことを勉強するため、積極的に新しいコミュニティを立ち上げてきた。

すると、基礎研究から製品化に至るまで、臨床試験から逆算しながら投資家などとの橋渡しをするスペシャリストと組んで前進する過程は、新しく、エキサイティングな世界に見えた。

ボストンだけではなく、西海岸を含めアメリカでは、老化に対する治療法の開発が活発だ。そこにいて見えてきたのは、老化研究による革新のニーズだ。もしくは、若返り効果などによって恩恵を受けるのは必ずしも本人だけではないという事実だ。家族、介護者、病院経営者、保険会社など、個人からコミュニティへと恩恵は広がり、経済的メリットも生み出される。

要するに、老化と「若返り」の革新は、社会の革新でもある——。

今後、老化の治療を可能にすると、世界は、現在の私たちが思いもしないような広がりを見せていくはずだ。貨幣システムや宇宙開発まで急激に進化していくことだろう。

細胞は完全にリセットできる

ところで、カリフォルニア州に自生するヒッコリーマツを観察した結果を見ると、その樹齢二三～四七一三年の各個体の細胞に差はなく、細胞の老化の兆候もなかった。すなわち、細胞年齢は完全にリセットできるということだ。

すると二〇一一年、老化した細胞に対し、山中因子を使って細胞増殖などを回復させることができると判明した。二〇二三年には、デビッド・シンクレアの研究室が、化合物や薬によって老化した細胞機能が改善することを突き止めた。

また、次のような研究もある。巻末に掲載した論文から抽出したケースだ。

グレート・ベースン（アメリカのロッキー山脈とシエラネバダ山脈のあいだにある乾燥した地域）のブリストルコーンパイン（マツの一種）は、針葉樹のなかで最も寿命が長く、おそらく地球上で最も古い非クローン性生物である。

ネバダ州東部のウィーラーピークにある群生地には、樹齢三〇〇〇年を超える木が数本あることが知られており、「プロメテウス」と命名された木が伐採され、樹齢五〇〇〇年弱と年代測定された場所でもある。

一方、カリフォルニア州ホワイトマウンテンの「メトセラ」と名づけられた木は樹齢四八五三年で、かつては現存する最古のブリストルコーンパインと考えられていた。しかし二〇一二年、近くに樹齢五〇六〇年以上と推定される木が発見され、それを上回った。

加齢に伴い死亡確率は増加するのか

人間の場合はどうか？　以下も巻末の論文群からまとめて述べる。

まず高齢者においては、細胞内の自然淘汰《とうた》の力が弱まるため、有害な遺伝子が蓄積しやすいと考えられる。そして年齢と死亡率の関係は、「ゴンペルツ・ハザード関数」というものを用いてモデル化される。この単純な経験モデルは、年齢とともに死亡率が指数関数的に増加することを表している。

加齢に伴う死亡確率の増加は、生物の普遍的な特徴と考えられてきたが、カメなど爬虫類、あるいは両生類における最近の研究から、加齢による死亡率が無視できるほど小さい、あるいはマイナスにさえなるケースが確認されている。

こうした、いわゆる「無視できる老化」を示すと見られる種としては、ロックフィッシュやハダカデバネズミなどが挙げられる。

さらに、ロックフィッシュやほかの多くの魚類では、繁殖力は体格に比例しない。そのほか、代謝率、体温調節、性などについて、寿命との相関関係がいくつか特定されている。

体細胞突然変異とは何か

この項でも、私の研究に加えて巻末の論文から引用してまとめる。

体細胞突然変異は、全身の細胞で起こり、加齢とともに蓄積する。このような体細胞突然変異の蓄積は老化の「特徴」であると考えられているが、そうした突然変異がどの程度老化の「原因」であるかは判明していない。

そして、制御不能な細胞増殖を起こす体細胞突然変異によって、ガンは引き起こされる。ガンのリスクは細胞の種類によって異なるが、もし、すべての細胞が腫瘍形成のリスクを持っているとすれば、細胞数の多い大きな生物ほどガンを発症するリスクが高いはずである。

たとえばヒトの場合、体が大きくなるにつれて様々なガンのリスクが高まる。同様にイヌにおいても、大型犬種ほどガンの発生率が高い。

しかし種のあいだの、寿命、体格、ガンリスクには、明らかな相関関係はない。

ただ、寿命の長い生物においては突然変異が発生する可能性が増し、ガンリスクも同様に増加するはずである。また、哺乳類一九一種一一万一四八頭の個体を対象とした研究では、種のあいだでガン死亡リスクに劇的な幅があることも確認された。

しかしながら、大型生物におけるガン抵抗性の増加を示す遺伝的な要因は、ほとんど解明されていない。

マウスやサルで見つかった老化防止法

一九三二年、カロリー制限による延命効果が明らかにされた。のちに実施されたサルでの長期研究からは、カロリー制限によって健康寿命が延びる可能性が示されている。

そのメカニズムとして、現在では長寿遺伝子・サーチュインをはじめとする多くの遺伝子の働きが明らかにされつつあり、老化を防ぐ方法は、少なくともマウスやサルなどでは見つかっている。

このカロリー制限は、酵母や線虫、あるいはマウスなど、多くの動物の寿命を延伸する。カロリー制限によって代謝産物のニコチンアミドアデニンジヌクレオチド（NAD$^+$）が増加し、それがサーチュイン遺伝子を活性化するからだ。

カロリー制限については、一九三二年以降、老化を遅延させる最も確実な手段とされてきた。そうして一九九〇～二〇〇〇年あたりからサーチュイン遺伝子が注目されるようになり、研究が活発に行われてきた。

注意すべきは、カロリー制限による体への影響である。たしかにBMI（体重〈キログラム〉を身長〈メートルの二乗〉で割った値）などは低下するし、糖尿病のリスクなども低下する一方で、筋力や骨密度も低下する。そのため、本当にヒトに有効なのかどうか、まだ結論が得られていない。

若いヒトには有効かもしれないが、高齢者にはリスクが伴うので、カロリー制限するときは、ネガティブな影響のある臓器や細胞を客観的に評価し、コントロールする必要がある。

健康な老化と長寿を導くカロリー制限

ここまで述べてきたカロリー制限は、哺乳類の老化抑制を目的とした方法として、よく研究されている。エネルギー摂取を制限する一方、微量栄養素と食物繊維を豊富に含む質の高い食事を摂ることが要求される。

齧歯類《げっしるい》を用いた臨床研究では、カロリー制限が一〇～四〇％の範囲で、老化のバイオマーカー（病状の変化や治療の目安となる生理学的な指標や物質）、健康寿命、寿命に有益な効果が見出されている。

この画期的な研究では、食事制限と運動量の増加によってもたらされた消費カロリーの減少幅は、約四〇％と推定された。この程度のカロリー制限を二四週間持続させた場合、体重減少は二五％、そのうち約三分の二が脂肪、三分の一が脂肪以外であった。

四〇％のカロリー制限では、身体的（たとえば、慢性的な脱力感、有酸素運動能力の低下、痛みを伴う下肢浮腫《かしふしゅ》）および心理的（たとえば、感情的苦痛、錯乱、無気力、抑鬱、心気症、自殺念慮、性欲減退）の両面で深刻な副作用が六週間後に出現した。

そうしたこともあり、カロリー制限に際しては、一日当たりの推奨量を満たすよう、炭水化物、脂質、タンパク質、微量栄養素を十分に摂取する必要がある。このためビタミンおよびミネラルのサプリメントが、カロリー制限食に含まれることが多い。

霊長類では、一〇〜三〇%のカロリー制限をした食事が老化や健康寿命のバイオマーカーに有益な効果を示している。

カロリー制限したアカゲザルの寿命は

齧歯類を用いた臨床研究では、ヒトにおけるカロリー制限と寿命とのあいだに有益な効果があるのではないかとする貴重な知見が得られている。

一方、アカゲザルのゲノムは、ヒトゲノムと約九三%の配列同一性を有する。また二つの種は、類似した老化表現型を持っている。さらにアカゲザルの寿命は約四〇年であるため、臨床で応用研究をするモデルとして適しているとされる。

アメリカのウィスコンシン大学とアメリカ国立老化研究所がアカゲザルを用いてカロリー制限と寿命について研究を行ったところ、この二つの研究では、カロリー制限を行ったサルの生存率は、自由摂食したサルと比較して、改善した場合と変化しなかった場合の異なる結果が報告された。しかし、これらの違いは、カロリー制限を開始した年齢や飼育方法の相違に起因していたという。

そこでデータを詳しく分析したところ、カロリー制限したサルは自由摂食のサルと比べ、老化の遅れの兆候を示していた。この種のサルの長寿記録を既に上回っているサルもいた。安静時代謝や活動代謝の低下から明らかなように、カロリー制限群では、一次老化の遅れが見られた。

最終的には、カロリーを制限したサルと比較して自由に食事をしていたサルは、糖尿病、ガン、心血管疾患、骨粗鬆症《こつそしょうしょう》などの加齢に伴う疾患の発症率が二倍になり、重症化することが分かった。

過去一世紀のあいだに、ヒトにおける加齢とカロリー制限の有効性を示す証拠も、数多く提示された。自発的および非自発的にカロリー摂取を制限した集団を対象とした研究において、研究者らは、カロリー制限が老化および寿命のバイオマーカー（病状の変化や治療の目安となる生理学的な指標や物質）に及ぼす影響を確かめることができた。

沖縄県民が長寿だった背景

カロリー制限という意味では、沖縄県民は、かつては自然にカロリー制限を実践してきた。保存されている食事データによると、カロリー制限の推定値は一五%ではあるが、魚と緑黄色野菜を主食とする食事は、栄養的には豊かであった。

本土の日本人と比較すると、沖縄の人々は平均寿命も長く、百寿者の割合も高かった。そして、心血管疾患、ガン、認知症など、加齢に関連する疾患による死亡率も低かった。

悲劇的なことに、第二次世界大戦後に西洋化された食生活が出現すると、沖縄県民のカロリー制限を基本とした生活態度は、急速に退行していった。二〇二〇年、平均寿命は女性が八七・八八歳、男性が八〇・七三歳であり、これは本土の日本人や多くの欧米諸国の住民の平均寿命に近い。

一九七八年の沖縄での研究では、児童の摂取カロリーは本土の三分の二、成人は本土の五分の四であったが、それが沖縄に百寿者が多い理由であった。

このような沖縄では、人と人のつながりが濃密である。こうした人的な交流の結果として得られる多幸感も、かつては長寿に寄与していたといえよう。

二〇二二年の厚生労働省の調査結果において、沖縄の健康寿命は、男性が七一・六二歳でワースト三位、女性は七四・三三歳でワースト二位と、男女ともに一位の静岡県にそれぞれ二年ちかく離されている。

健康の大切さは、病気になったときに初めて感じられるものだ。自分や大切な人が二年も長く健康的な生活を送れるとしたら、いまからでも努力するのではないだろうか。そのためには、やはり老化時計による可視化が必要になるだろう。それが信任を得たときには、誰もが努力を惜しまなくなるはずだ。

一次および二次老化のメカニズム

高齢になると死亡率が上昇し、病気に罹りやすくなる。これは生理的機能の低下によって引き起こされるが、この経時的な低下を老化と定義することができる。そして、この傾きが最小であれば、人間の寿命は約一二〇年に達する。

哺乳類の老化を説明するとき、その要因は、一次老化と二次老化に分類される。

一次老化とは、酸化によるダメージの蓄積と代謝速度に関連する老化のプロセスを指す。そして、不健康な生活習慣や病気など、死亡率を増加させる外因性ストレスは一時老化を加速させ、これを二次老化と呼ぶ。

年齢を重ねていくうち、エネルギーが消費されればされるほど、細胞や組織に対して酸化による損傷が生じる。その結果、酸化ストレスは、多くの分子や細胞の構造、あるいは機能を破壊する。

またカロリー過剰は慢性的な高血糖と高脂血症を引き起こし、それが細胞の糖毒性と脂質毒性を引き起こして、酸化ストレスと炎症につながる。運動量が少ないと、ミトコンドリアの機能ならびに細胞や組織の抗酸化力が低下するので、老化のメカニズムが増進する。またカロリー過多と運動不足は脂肪を増加させ、骨格筋量、筋力、体力の低下を引き起こす。

八人を二年間閉じ込めた生態系では

かつてアメリカ・アリゾナ州の生命実験施設「バイオスフィア2」で、カロリー制限がヒトに与える影響を観察する実験が行われた。それは生態学的調査のため、八人のボランティアを三・一五エーカー（約一万三〇〇〇平方メートル）の生態系に二年間閉じ込めるという実験だ。

食事の質は十分ではあるが、参加者が自給自足で収穫できた食料は想定の八五％分だった。そして、彼らの食事は主に野菜、果物、穀物で構成され、低タンパク質の傾向があった。

予想外の食料不足に遭遇し、参加者のエネルギー摂取量は六ヵ月のあいだに約三八％減少した。その後、自家栽培作物が豊富になってもエネルギー摂取量は二〇％減少すると推定されていた。

するとこのあと、肥満、血圧、インスリン、グルコース、コレステロール、コルチゾールの値が有意に低下した。そしてバイオスフィア2の囲いを出た直後、熱量計で二四時間のエネルギー消費量を測定したところ、年齢、性別、体格、体組成といったデータを当てはめた八〇〇人以上の対照群と比べて、六％の代謝の低下、すなわち代謝適応が見られた。

この代謝適応は、参加者が実験用の生態系を離れ、自由食を再開し、体重が回復したあとも、さらに六ヵ月間持続した。

カロリー制限で骨密度は

老化に対するカロリー制限の効果を調べた試験のなかで、ヒトを対象とした最も詳細な研究は、アメリカ国立老化研究所が後援する「CALERIE（エネルギー摂取量減少の長期的影響に関する包括的評価）コンソーシアム」によるものである。

この研究では骨密度も調べられた。

適度な骨密度を維持することは、健康的な加齢といえる。骨密度が高ければ、骨粗鬆症などの発症リスクが低下し、転倒やそれによって引き起こされる疾患から身を守ることができる。

体重減少に伴う骨密度の低下は一般的ではあるが、この研究で対象となった若年被験者では、カロリー制限が総骨量に影響を及ぼすことはなかった。しかし、股関節、大腿骨頸《けい》部《ぶ》、腰椎など、骨粗鬆症による骨折が起こりやすい部位では、その骨量が減少した。

骨密度のピークは三〇歳前後である。その後、加齢とともに徐々に低下するため、骨の健康状態のモニタリングは重要である。

そして中年期にかけて骨密度が加速的に低下すると、人生の後半に骨折のリスクが生じやすくなる。特に大腿骨などを骨折すると、寝たきり状態に陥り、全身が脆弱化し、早期死亡にもつながる。

このコンソーシアムがバックアップしたワシントン大学の研究では、高齢者は一一・五%のカロリー制限をすることよって、骨密度が低下し始めることが分かった。

脂肪以外の体重の減少

先述したように加齢に伴い、筋肉量は減少する。筋肉量は、有酸素運動能力などの身体機能にも影響する。

若い集団では有酸素運動能力はカロリー制限の影響を受けなかったが、高齢者の集団では低下した。このことは、カロリー制限を実施した高齢者の集団では機能低下のリスクが高まることを示している。これらの所見は「CALERIEコンソーシアム」でも確認された。

二〇～五〇歳の被験者にカロリー制限を二年間実施したところ、FFM（体重から体脂肪を除いた部分の重量）、有酸素運動能力、下腿筋力などの低下が見られた。

カロリー制限によるFFMへの影響は、男性において、より顕著であった。一方、有酸素運動能力と脚力は、女性でのみ悪影響を受けた。これは、活動に関連するエネルギー消費が女性でより顕著に減少したことによって説明される。

若く健康な人体は、カロリー制限をしても安全であり、持続可能性も高い。そして、一次老化および二次老化に対して多くの有益な効果をもたらす。しかし、誘発される筋肉量と骨量の減少については今後の調査が必要である。

高齢者へのカロリー制限は

高齢者の人口はかつてない速さで増加しており、そのため加齢に関する研究も加速している。そうした高齢者へのカロリー制限は、サルコペニア（加齢による筋肉量の低下）を引き起こす可能性があり、虚弱や死亡の主な原因となる。「CALERIEコンソーシアム」で筋肉量と筋力の両方の低下が見られたことも、こうした懸念の原因となっている。

歩行速度、握力《あくりょく》、筋肉量など、サルコペニアの臨床データが、加齢によってどのような影響を受けるか、またカロリー制限との関連についても、さらに研究を進めなければならない。

ただ、ＢＭＩや筋肉量および筋力の低下が心配されても、カロリー制限が、サルコペニアに対抗しうる分子レベルでの適応を誘導することが示されている。

たとえばカロリー制限は、酸化による細胞への打撃やミトコンドリアの機能障害、あるいはインスリン抵抗性などに対して効果をもたらす。そして、これらすべてがサルコペニアの発症と進行に関与している可能性がある。

また、アカゲザルの骨格筋にあるタンパク質が、カロリー制限による筋力低下を遅らせることが分かった。つまり、カロリー制限がサルコペニアを遅らせる可能性を示唆しているのだ。

糖尿病治療薬がアンチエイジングに

先述した通り、アメリカ国立衛生研究所（ＮＩＨ）は、糖尿病治療薬として知られる「メトホルミン」のアンチエイジング（抗老化）効果を検討する治験を行っている。

糖尿病の薬として世界中で多くの人に使われてきたメトホルミンなら、副作用などのリスクが少ないと期待されている。しかも大量生産されており、低コストで供給できるため、抗老化薬としての期待は大きい。

ほかにも免疫抑制剤であるラパマイシンの長寿効果が、マウスで明らかにされている。まずはメトホルミン。この薬は、一つの薬で複数の疾患を予防し、健康寿命の延伸に寄与することができるかという部分で、非常に重要な研究対象となっている。

ヒトの寿命は、この一二〇年間で、四〇歳前後から八〇歳前後にまで倍加した。では、次の一二〇年で、人間の健康寿命や寿命がどうなっていくのか？　メトホルミンは、それを占う意味で、重要な役割を担っている。

すなわち、医療や保健が発達しつつもヒトの寿命の限界は一二二歳前後だといわれるなか、そこまで健康寿命も延ばせるのか……もしくは二〇〇歳まで寿命を延伸できるのか……こうしたことを確認するメルクマールになっているのだ。

またラパマイシンも同様で、現在、様々な製薬企業が治療薬として開発している。そして、イヌなどペットの寿命延伸薬として開発しているケースもある。

人間なら五年分の寿命延伸

メトホルミンは糖尿病治療薬だが、ＮＩＨの実験では、これを投与したマウスの寿命が六％延びた。これは、ヒトなら五年分に相当する。メトホルミンはガン細胞の代謝を抑えたり、抗酸化作用や慢性炎症の抑制といった効果が観察される。

ヒトについては、2型糖尿病におけるメトホルミンの有効性は、よく研究されている。メトホルミンの効果としては心血管系の改善や死亡率の低下などが知られている。

また、メトホルミンの単剤投与によるカニクイザルを対象とした実験での効果も検証されている。それによると、脳の老化が約六年分改善し、脳機能の維持と認知機能の向上が認められた。

今後、ヒトにおいては、先述の「TAME（Targeting Aging with Metformin）」などによる健常人への試験で、その有効性が明確になると期待される。メトホルミンを使用した老化に対する有効性の検証試験は、中国でも、一八～六五歳の健康な男性を対象として企画されている模様である。

そのメトホルミンに関して特記すべき事項は、下記のようなものである。

①メトホルミンはカナダで一九七二年に承認され、アメリカでは一九九四年に2型糖尿病の薬として承認されている。つまり安全性のデータが膨大にあり、特許が切れているために安価である。

②メトホルミンにより、マウスの寿命が六％延伸している。

③メトホルミンは糖尿病の患者の血糖値だけでなく、心臓疾患やガンなどのリスクを低下させ、死亡リスクも減少させている。

④ただしメトホルミンには副作用もあり、用量によっては寿命延伸効果も見られないので、注意が必要である。

⑤メトホルミンが期待されている理由は、世界で初めてアメリカ食品医薬品局（FDA）が「老化」に関する症状の遅延や改善に対して研究を開始している点にある。つまり、一つ一つの病気を治療するのではなく、加齢に伴う複数の病気をまとめて予防することが証明されれば、老化を予防する薬として承認され、ヒトに使われる可能性があるということになる。

⑥健康寿命を一年延伸することができれば「WTP（Willingness to Pay）」と呼ばれる顧客がサービスや商品に支払っても良いと考える支払意思額が、約三八兆ドル（約五七〇〇兆円）生じる。

昔から使われている薬で寿命延伸

メトホルミンやラパマイシンのように、昔から使われてきた薬で安全性も高く、老化や寿命への効果が確認されている薬が、数多く存在する。たとえば解熱剤のアスピリンにも寿命の延伸効果があるといわれている。

そのため、アメリカ同様に長期的視野に立った研究が重要となるが、日本は一〇〇歳以上の「百寿者（センテナリアン）」の人口が、二〇二四年現在で世界で最も多いと推定され、一一〇歳以上の「スーパーセンテナリアン」の研究も進んでいる。より安価で安全に健康寿命や最大寿命を延ばすイノベーションを推進する素材は揃っている。

老化の研究では、どのような世界観を持つかが重要になるのだが、当然、宇宙旅行などにおける効果も想像しなければならない。そんな未来への先駆けとして、メトホルミンやラパマイシンがあるのだ。

ただし、当然ながら病気を患《わずら》ってから治療することは困難であり、若いころから使用を開始したほうが断然、有効である。そうして老化をコントロールし、老化に関連する疾患の発症を抑制するのだ。

しかしながら、メトホルミンやラパマイシンは寿命を六％（約五年）延伸してくれるかもしれないが、「若返り」を可能にしてくれるものではない。

巷《ちまた》では、多くのユーチューバーなどインフルエンサーが、サプリメントをアピールしている。ただ、サプリメントに含まれている素材には研究が不十分なものも多く、もともと薬よりも効果が弱いことを考えると、過剰な期待は禁物《きんもつ》である。

より強く身体機能を改善したり老化を治療したりするという意味では、山中因子を使った「アルトス・ラボ（Altos Labs）」などアメリカ西海岸のスタートアップたちの動きに注目すべきだ。私たちも「One Genomics（ワン・ジェノミクス）」として、ゲノム編集を使った積極的な老化治療の可能性を探求していく。

全死因の死亡率が低下

ここからはまた、巻末に掲載した参考文献から要点を抽出し、それを補強しながら、私の考えを述べていく。

先述の通り、世界保健機関（WHO）は、「老化」を「疾病」として分類しているわけではない。「加齢に伴う内在的能力の低下」というカテゴリーに入れている。

老化全般を疾病と分類したわけではないが、加齢に伴う機能の低下を明確に示す用語が作られた際には、疾患として分類されていくかもしれない。

メトホルミンを事例に取れば、過去にいくつかの疫学的研究によって、この薬が加齢に関連する複数の疾患の発症率と全死因の死亡率を低下させることが示されている。

重要なことは、この現象が、メトホルミンが有効とされた糖尿病の患者だけでなく、それ以外の患者でも観察される可能性が高い点である。現時点では、先述した「TAME」の結果を待つしかないのだが。

ただ基礎研究からは、メトホルミンが無脊椎《むせきつい》動物である線虫やマウスの寿命を延ばすことが判明している。これは、サルへの研究結果からも認められている。

また、アメリカ食品医薬品局（ＦＤＡ）が腎移植後の免疫抑制剤として認可しているラパマイシンを用いると、様々な生物の健康と長寿が促進されることも判明している。

ラパマイシンは非常に強い力で老化を防止する。複数のチームが、遺伝的に異なる雄および雌のマウスを対象に実験し、その寿命を延伸した。そして、ラパマイシンの投与量が同等であれば、一般的にオスよりもメスのほうがより多くの恩恵を受けた。ラパマイシンの標的たるタンパク質は、こうした研究から初めて同定された。

もともとラパマイシンは、その強力な抗真菌作用ゆえに注目された。のちに細胞の増殖を抑制し、免疫調節因子としても働くことが示された。

ここで重要なことは、もう一つの有効な長寿治療法であるカロリー制限は、生まれてから時間を経て開始するとあまり効果はないが、ラパマイシンは、マウスが生後二〇ヵ月（ヒトの約六〇歳に相当する）から投与を開始しても、しっかりと寿命を延長したという事実である。

ラパマイシンの投与方法は非常に柔軟性に富んでおり、断続的に投与したり、生後すぐに短期間だけ投与したり、あるいは既に中年を過ぎた高齢のマウスに投与したりしても、長寿に対して有効な結果が観察されている。

ただし、ラパマイシンは免疫を抑制する効果があるため、若年時に投与しても、マウスにおいて寿命延伸効果は見られない。感染症が蔓延《まんえん》するような環境下では、むしろ逆効果になる可能性もある。

哺乳類の寿命を薬剤が延長する証拠

ラパマイシンという物質は免疫を抑える役割を果たすが、一方、臓器移植とは無縁な人たちの生命力を増強し、人間なら仮説ベースではあるが、約一〇年分の健康寿命を延ばすことができるとされる。

免疫抑制剤として使用される薬剤だが、細胞のなかでタンパク質の合成や再利用を促し、遺伝子の発現を抑えるタンパク質を阻害する。

ラパマイシンを投与すると、中年期以降のマウスは一〇%前後、寿命が延びる。まだヒトの試験結果はないが、マウスと同じ効果ならば、一〇歳前後の寿命延伸が可能になる。

現在は、イヌを使ってラパマイシンが健康や寿命に与える効果が検証されている。

そうしたこともあり、現在、ラパマイシンの類似化合物を作って治療薬の開発を目指すバイオテックが、既に複数、存在している。

ここからはラパマイシンの効能を、巻末に載せた複数の論文を要約して私の論考を加えるなどしていく。

ラパマイシンは、一九六〇年代中ごろ、イースター島から採取した土壌サンプルからその成分が抽出された。すると真菌を殺す化合物を産生することが発見され、イースター島の現地語名「ラパ・ヌイ」にちなんでラパマイシンと名づけられた。

最初にラパマイシンが注目された理由は、その抗真菌作用にあった。ラパマイシンが真核細胞の増殖を阻害することが分かったのだ。

その後、ラパマイシンの研究は、その免疫抑制作用と抗ガン作用に移った。そしてラパマイシンは、腎移植患者の臓器拒絶反応を予防する目的で、一九九九年、アメリカのFDAによって承認された。

ラパマイシン、またはその誘導体のラパログは、抗拒絶反応薬として使用されるだけでなく、今日、冠動脈形成術後の再狭窄《きょうさく》を予防するためにも使用されている。さらに抗腫瘍剤としても、多くの臨床試験が実施されている。

二〇〇九年には、ラパマイシンが雌雄両方のマウスの寿命を延ばすことが報告された。これは、哺乳類の寿命が薬剤によって有意に延長されるという最初の証拠であった。老化における大発見である。

科学雑誌「サイエンス」は、この研究を二〇〇九年の主要な科学的ブレークスルーの一つに選んだ。そして過去一〇年間で、老化や加齢関連疾患に対するラパマイシンの効果の報告は、爆発的に増えている。

哺乳類において、ラパマイシンが健康維持にもたらす恩恵の多くは、老化した体のホメオスタシス（生命維持に必要な機能を正常に保つため、生体の内部環境を一定の状態に維持する仕組み）を再確立する能力によるものだろう。

「老化は治療するものだ」という時代

ここまで述べてきた通り、ラパマイシンやメトホルミンを投与すれば、人間の老化を遅らせる可能性が高い。さらに「山中因子」、すなわち細胞の初期化を誘導する因子として山中伸弥教授らが特定した遺伝子を使用した細胞の「再構成」や「若返り（リジュヴネーション）」といった分子のメカニズムを理解すれば、より強力な老化制御も不可能ではない。

それらを通じ、mRNAや化合物を使用して、適切に臓器や細胞の機能を調整すれば、老化に関連する疾患を治療することができる。加えて、臓器の機能不全を予防していくこともできるだろう。

「若返り」は、老化の進行を抑制するというコンセプトから一歩進んで、低下した身体機能を増進させるという意味合いを含んでいる。「老化は運命だ」と思われてきた時代から、「老化は予防できる」というコンセプトが、二〇〇〇年代から提起され始めたのだ。

そして二〇二〇年前後からは、「老化は治療可能なものだ」という考え方に転換している。実際には、一つ一つの細胞のなかで起こっている出来事の理解が進んだわけだが、将来的には、そうした細胞や臓器の連携を理解しなければならない。

時間とともに変化する細胞や臓器の分子的な変化を理解し、バイオマーカーを使って少しずつ、個人差を付けていく方法も開発されている。最終的には、加齢によって低下した心臓、神経、筋肉といった機能を改善する結果も得ている。

このことから、老化防止は技術的な特異点（ほかとは際立って違う性質を示す点）を迎えており、今後は「老化」という単語そのものも変化していくことが想定される。ざっくりとした状態を表す「老化」から、「遺伝子A、B、Cが低下した〜という状態の老化＝エイジD」といった風な病名が付くようになるのではないか。あるいは「老化」の定義が細分化されるかもしれない。

ただ、山中因子「Oct4」「Sox2」「Klf4」「c-Myc」を使った老化研究の成果は、部分的には誇張されすぎている。それは商業的な目的のためと推測されるが、一般の人たちの老化に対する概念を変化させる事例としては成功を収めている。

本来、山中因子は、特定の細胞に分化した細胞を初期化し、増殖する能力（自己増殖能）と、個体を構成するあらゆる細胞に分化する能力（多分化能）を付加するものである。こうした再生医療は、多くの患者が待ち望んでいることだけは確かだ。

また山中因子は、「分化した細胞で使われている遺伝子パターンを幹細胞の状態へとリセットするもの」——これは後述する「エピゲノムを変化させること」と、ほぼ同義語だ。

なぜ老化の世界に山中因子が出てくるのか？　たとえば、もともとは肝臓の細胞として機能していたものが、老化によって少しずつ間違った遺伝子を使い始めたり、あるいは使わなければならない遺伝子を使わなくなる。すなわち恒常性が失われるのだ。そのような場合、分化した細胞を幹細胞へとリセットする方法が必要になる。

結果的に、山中因子を微調整して使用することで、寿命の延伸効果や臓器の機能改善が見られるため、研究者たちは「若返り」における分子メカニズムについての理解を進めている。

また山中因子だけではなく、「若返り」においては、先述の「パラバイオーシス」のように血液を交換して心臓や認知機能を改善する方法も知られている。老齢のマウスと若いマウスを結合して血液を交換する方法だ。

現在、「若返り」には、老化を抑制する方法と、老化した状態から回復する方法とがある。ただ、これら二つを明確に分ける段階には至っていない。

私たちの研究室でも、長期的に使用することで認知機能や筋力が改善する薬剤や食品、すなわち化合物を持っている。

今後は、「若返り」の分子メカニズムを理解し、化合物だけでなく、ｍＲＮＡやゲノム編集といった多種多様な手法を使った開発が進んでいくだろう。

老化細胞を除去するワクチン

老化研究は、もはや単に老化を防ぐ段階から、その次のステップへと進みつつある。

たとえば、先述した「パラバイオーシス」を行うと老齢のマウスが若返った、という実験結果が報告されている。

あるいは日本でも、二〇二一年、マウスを用いた実験で、順天堂大学の南野徹教授が老化細胞除去ワクチンの開発に成功している。

二〇一〇年前後からラパマイシンやメトホルミンなど老化を制御する化合物が見つかったのだが、実はそれ以前の二〇〇五年、若いマウスと老齢マウスを外科的に接合して、体液を循環させるパラバイオーシスが行われた。すると、老齢マウスの幹細胞が活性化されることが判明したのだ。

その後、この方法で、脳、筋肉、心臓などが若返った。現在では、「FGF17」や「FGF21」などの小さなタンパク質が、その役割を担っていることが報告されている。

また二〇一〇年代以降は、老化細胞を殺して寿命の延伸を狙う「セノリシス」や、山中因子を人工的に発現させて「若返り」を狙うものなど、老化を予防することから治療する方向に進化している。

南野教授の研究も、ワクチンというよりは、老化細胞の表面に表出しているタンパク質を免疫細胞に認識させて殺す手法という意味では、セノリシスに近いといえよう。

老化研究への遺伝学的アプローチ

巻末の各種論文を読み、総合して判断すると、生物学者は以前から、寿命は遺伝的であることを知っていた。一九五二年、ピーター・メダワーは、「老化は生殖後の自然淘汰の力が低下した結果である」と提唱している。

このことから、集団遺伝学や進化生物学の研究者たちは、遺伝的多様性の高いハエの大規模個体群（通常はショウジョウバエ種）を培養し、生殖の遅いハエと早いハエを選択的に繁殖させ、その遺伝的構成を調べることにした。

これらの研究により、生殖の遅いハエは生殖の早いハエよりも二倍近く長生きすること、そしてこれらの違いは遺伝可能であることが示され、遺伝子が寿命を決定するというモデルが支持された。

またメダワーが老化について執筆してから三〇年以上あとになって、線虫を用いた画期的な研究が行われた。「age-1」という遺伝子が生物の寿命を決定することが示されたのだ。すなわち「age-1」の変異体を持つ線虫の寿命が、平均して四〇〜六〇％も延びたのである。

老化関連遺伝子データベース「GenAge」によると、現在、線虫の寿命を調節する遺伝子は八〇〇以上が同定されている。新たな長寿突然変異体も同定され続けており、さらに別の遺伝子も異なる環境条件下で寿命に影響を与える可能性があるため、寿命を調節する遺伝子の実際の数は、もっと多いだろう。

アンチエイジングからリジュヴネーションへ

現在では「アンチエイジング」から、老化を治療する「リジュヴネーション(Rejuvenation)」へと関心が集まっている。アマゾンの創立者ジェフ・ベゾスやアラブの王室がリジュヴネーションに巨額の投資をためらわない理由は、プラットフォーマーとして社会を変革するという目的とともに、「なんとかして若返りたい」という切実な望みもあるだろう。

そうした研究のなかで明らかになりつつあるのが、実は「老化のメカニズム」なのである。

ただ、アメリカにバイオテック企業を立ち上げた私の立場から見ると、ジェフ・ベゾスらがリジュヴネーションに投資している最大の理由は、やはり、「特異点に到達しつつある技術に投資することによって、巨大なマーケットにおける主導権を握ろうとしている」ということだろう。

もちろん、自分自身に使ってみたいという思いもゼロではないだろう。しかし、人の寿命や老化をコントロールできる技術を使って社会を変革する――このような視点がなければ、利己的なイノベーションに終始し、技術の発展性もない。

たとえば今後、人間が宇宙で生活する際には、宇宙放射線や紫外線による健康への影響が心配される。また、長距離移動する際に必要となる寿命の延伸など、様々な局面で「若返り」が必要になってくる。

いま盛んに使われている「アンチエイジング」という言葉は、自分や家族の老化を予防することだけを意味しており、プラットフォームとして完成させようなどという概念は含まれていない。健康診断で、なんらかの項目に引っかかって指導を受けた中年の人たちが始めるもの、という印象がある。

しかし、後天的な寿命や老化の制御の観点からすれば、若いうちからエイジングテック（老化防止テクノロジー）を利用したほうが、健康寿命も延伸できる。また、自身のライフ・コースを選択することもできるといったメリットもある。

ある意味、寿命も健康も一つの資産であり、その資産は、これまで自分の意思で積極的にコントロールすることはできなかった。しかし、今後は自分の「老化時計」を客観的に評価し、適切な食事や運動、さらには医薬品やデバイスによって、健康、身体機能、寿命を選択できる時代が訪れるのだ。

それゆえに、私たちは老化のメカニズムを、病気以上に理解しなければならない。

自然免疫強化は「若返り」ではない

さて、抗酸化力を高めて体の酸化を防いでくれる成分がセサミンである。サントリーのような有名企業が商品化しているが、肝臓の負担を和らげる効果や腸内の善玉菌を増やす効果、そして肌の老化防止や疲労感の改善効果が期待できる。

あるいは人気のヨーグルトのようにＮＫ（ナチュラルキラー）細胞を活性化する効果がある製品も、人間の体の防衛機構たる自然免疫を強化する。

しかしそれらはアンチエイジングであり、「若返り」ではない。六〇歳の体を四〇歳のものにすることはできない。

一方で最近は、老化した細胞を体内から排除する抗老化法であり、骨粗鬆症や心筋梗塞《しんきんこうそく》などの治療を目指す「セノリシス」が注目されている。老化疾患を治療する老化細胞除去薬の開発を手がける「ユニティ・バイオテクノロジー（Unity Biotechnology）」が上場しているが、この会社にはジェフ・ベゾスや起業家のピーター・ティールが投資している。老化治療薬にも脚光が当たるようになってきた。

セノリシスに関しても、これまでは老化を抑制する、あるいは寿命を延伸することを目指して研究されていた。しかし、身体機能の改善や疾患の治療が実現するという観点から、セノリシスについても「若返り」という言葉が使われるようになった。

そのため「若返り」という言葉は、パラバイオーシスを含め、老化を治すイノベーション全体を指すようになっている。

こうした動きのもと「明治プロビオヨーグルトR-1」も、現時点では、まだ特定保健用食品としての効能を目指すだけ。しかし、後述する現代の最先端科学で解明された一二の老化要因「エイジング・ホールマークス（Aging Hallmarks）」の一つである腸内細菌、それを改善して身体機能や疾患の改善効果が証明されれば、「若返り」と呼べるものに変わる。これはメトホルミンやラパマイシンも同じことである。

このようにして「若返り科学」が進展すれば、これまでとはまったく異なる世界が人類を待っている。すなわち、「二〇代の体のまま歳を重ねる」世界、「老化を防ぐだけでなく、若返りも可能となる」世界だ。

老化など気にせずに生きていける世界では、自分が望んで様々な施術を受ければ、二〇代の体の状態を維持したまま歳を重ねることもできる。

AIによる創薬の未来

ここからも巻末の論文をベースに、私の考えることを述べていきたい。

多くの場合、老化は特定の疾患を引き起こす。それに対処するため、「インシリコ・メディシン(Insilico Medicine)」のCEOであるアレックス・ザボロンコフは、「ロボット工学を利用した老化と疾病の両方に対処する創薬」を目指す。

一例として、ザボロンコフと同僚は、「パンダオミクス(PandaOmics)」と呼ばれるAI駆動型計算ツールを使って、脳腫瘍《のうしゅよう》の一種に関する二九の研究から得られたデータを組み合わせたところ、科学者たちは、ガンと老化の両方を治療するための標的となりうるいくつかの遺伝子を発見した。

こうした計算ツールと生物学的サンプルの分析を組み合わせるため、インシリコ・メディシンは、中国・江蘇《こうそ》省に完全自動の創薬ラボを建設した。ヒトや動物からリアルタイムでデータを取得し、自動的にターゲットを発見するためだ。

「このような自動化と創薬によって、老化の生物学的プロセス、そしてそれを遅らせる方法が明らかになるはずだ」と、ザボロンコフは考えている。

老化のバイオマーカーを完全に理解することによってのみ、ヒトは自分が何歳なのかを本当に知ることができる。そのためには、人間の生物学的年齢を正確に測定するものが必要となる。しかし、老化の科学はまだ、そこまで進んでいない。

二〇年後には「人生一五〇年時代」に

おそらく二〇年ぐらい先には「人生一五〇年時代」が到来する。老化時計を使用して生物学的年齢を、表情、動作、声質、記憶、血液バイオマーカーなどから、個人が所有するＡＩが正確に計算し、適切な生活習慣を提示し、薬、サプリメント、デバイスなどを教えてくれるだろう。

そのときには、個人が保有するＡＩは、病院の医師よりも正確に自分自身を理解してくれている。そして健康における提案だけではなく、たとえば経営者であれば、今後の資産運用の方法まで併せて提案してくれるはずだ。

そうしてイーロン・マスクらが設立した「ニューラリンク（Neuralink）」が開発する、脳中枢神経への機能サポートが現実味を帯び、視覚や聴覚の維持も可能となってきた。

「人生二五〇年時代」は、確実にやって来るだろう。

こうして『攻殻機動隊』のような世界観に人類が突入すれば、人格や意識と体が隔離されていくのかもしれない。

そのときには、ゲノム編集やｍＲＮＡといった様々な選択肢のなかから選んだ方法で、臓器の機能を維持させつつ治療する、という時代になるかもしれない。すなわち、四〇歳になっても三〇歳の自分に戻る、あるいは六〇歳になっても四〇歳の自分に戻る……こうしたことを繰り返す時代になるかもしれない。

ただ、そのとき、金持ちだけがそうした技術を享受する世界であってはならない。理想は、フランス料理のコースのように、誰もが自分自身のライフ・コースを選択できるような時代が訪れることだろう。

このような時代になっても、すべての人が「若返りテクノロジー」を使うわけではないだろう。太く短く生きたい、ありのままの寿命を全うしたい、という人たちもいるはずだ。そのため、最大健康寿命と最大寿命が延伸していくというイメージを正しく持たなければならない。

普通に生きているだけで、すべての人類の寿命が延伸するということはない。しかし、老化時計、あるいは老化をコントロールする食事や薬を使えば、次の二〇年で、最大寿命を一五〇〜一六〇歳にすることは可能であろう。

米英の平均寿命が延びていない理由

この項も巻末の論文をベースに論考を進める。

ここまで述べてきたような「若返り技術」が浸透すれば、平均寿命が延び、百寿者の数もますます増え、超高齢に達する確率が高まるだろう。実際、日本とスウェーデンの平均寿命は、一八四〇年以降、一年あたり三ヵ月ずつ延びてきた。日本の女性の平均寿命は現在、約八七歳で世界一である。

一方、過去一〇年間、アメリカやイギリスの平均寿命はほとんど延びていない。むしろ短くなっていることが社会問題になっており、医療費の増大と反比例している。

しかしスタンフォード大学の生物人口学者シュリパッド・トゥルジャプルカルは、この停滞は、薬物やアルコールの乱用、あるいは自殺などによる死亡の増加が原因ではないか、とする。二〇一八年、トゥルジャプルカルと同僚たちは、アメリカ、スウェーデン、日本で、六〇代の平均余命が着実に改善している証拠を示している。

そして彼は「このペースが落ちることはないだろう」としている。

二〇一九年公表のWHOの資料では、人類全体の平均寿命は七二歳まで延びており、二〇年前と比べて約六歳も改善されている。

宇宙でガンは増えるのか

身体機能を若く保つ技術が確立すれば、宇宙などといった過酷な環境下で長期間生活し、別の惑星まで行けるような時代が訪れる。これまで世界を変えてきたイノベーション、たとえばSFに登場した「テレビ電話」を実現した「スカイプ」などのことを思い起こせば、老化を制御することも夢物語ではないことが理解できる。

巻末に示したいくつかの論文にあるように、宇宙に行くと老化が遅くなるという報告と、逆に宇宙放射線による被曝などで健康リスクが上がるという考え方があり、現時点では結論が出ていない。

また、無重力状態になることで筋力が低下するなど、寿命へのリスクは、人が宇宙空間へ飛び出していく際に重要な問題となる。宇宙飛行関連神経眼症候群のような宇宙特有の疾患もある。

そうした宇宙ステーションや別の惑星で生活することを想定した場合でも、「若返り技術」が重要になる。より遠くへ行き、より健康に生活するためには、臓器別の変化を「老化時計」を用いて適切に把握してコントロールする技術が必要になってくるだろう。

宇宙空間で長時間生活し、そうした微小な重力の環境から通常の環境へと急激に移行したときに寿命が短くなる……これでは楽しくない。

たとえば有人宇宙飛行ミッションでは、地球磁場圏外の宇宙空間を長時間移動する必要があるため、宇宙放射線の被曝に伴う健康リスクが深刻になる。しかし現時点では、被曝前、被曝中、被曝後のヒトに関するデータは不十分である。総リスクの推定にさえ十分なデータは揃っていない。研究が急がれる。

一方、これまでの宇宙飛行士の健康状態から学べる教訓は数多くある。たとえばアポロ計画宇宙船、スペースシャトル、ISS（国際宇宙ステーション）の宇宙飛行士の発ガン率は、アメリカの平均的な人と比較して、統計的に有意な増加はない。しかし、宇宙飛行士のリスクが増加すると示唆するデータもある。

二〇四〇年に、月に一〇〇〇人が居住する計画もある。しかし、月には大気がなく、降り注ぐ宇宙放射線で人間の細胞は深刻なダメージを受ける。こうしたケースでも「若返り医療」が必要になるだろう。

半世紀前、アポロ一七号の宇宙飛行士たちは、着陸船で数日を過ごした。宇宙飛行士たちは七五時間ものあいだ、宇宙服を着てムーンウォークを行い、月面探査車を乗り回し、その様子を人類は、約四〇万キロ離れた地球のテレビで観ていた。

しかし、このアポロ計画は一九七二年一二月に打ち切られ、それ以来、月は未探索の場所である。

NASA（アメリカ航空宇宙局）は、月面に、宇宙飛行士だけではなく一般市民も住める家を建設しようとしている。二〇四〇年までに、アメリカ人が宇宙に分譲住宅を持つと考えているのだ。火星での生活も、そう遠い未来のことではないだろう。

そのためNASAは、3Dプリンターを月面に送り込み、クレーターに覆われた月面の表層にある岩片、鉱物片、塵《ちり》から作る特殊なコンクリートで構造物を造り上げようとしている。

五〇〇歳のサメが贈る日本人へのメッセージ

先述した五〇〇歳まで生きるニシオンデンザメが与えてくれる人類と日本人へのメッセージを考えてみたい。

実はこのサメは、一〇〇歳まで、子どもを作れない。外敵の少ない深海に生きているので、ゆっくり成熟したほうが、成長戦略として適しているのだろう。

ならば「若返り」によって人間の健康寿命が劇的に延伸し、六〇歳でも子どもを産めるようになれば、どうなるか？　日本の人口減少問題も解決するだろう。

このニシオンデンザメについては、二〇一六年の「サイエンス」誌に論文が掲載されている。デンマーク・コペンハーゲン大学の博士研究員ユリウス・ニールセンらのグループが、目のレンズにある放射性炭素から年齢を推定したのだ。すると、このサメは最大で五〇〇歳の寿命を持ち、大人になって性成熟するまでに一五〇年かかることが分かった。

人間に置き換えれば、子どもを産むまでに一五〇年もかかるのであれば、その歳を迎えるまでに何らかの事故や感染症によって死亡するリスクも高い。また、一五〇歳前後で性成熟するまでには様々な経験を積んでいるので、その時点で家族を作りたいと思うかどうかも疑問だ。

あるいは、一五四二年一二月生まれの徳川家康《とくがわいえやす》が二〇二五年現在も生きていれば四八二歳だ。もし家康が「ChatGPT」などの新技術を体験したら、何が起こるか？　武田信玄《たけだしんげん》に敗れた三方ヶ原《みかたはら》の戦いを逆転する戦法を編み出せるのか？

いずれにせよ、私たちが一五〇歳を迎えたとき、旅行での体験やオリンピックの観戦で得られるような新鮮な感動を味わうことがあるのだろうか……いや、そうした体験など不要な頭になっているのかもしれない……非常に興味深いテーマだ。

「長寿遺伝子」が働き始める条件

さて、この章の最終盤では、「長寿遺伝子」と「サバイバル回路」について述べる。

先述したカロリー制限によって引き起こされる長寿化のメカニズムが明らかになってきたのは二〇〇〇年ころからだ。

カロリーを制限すると、細胞内で、ニコチンアミドアデニンジヌクレオチド（ＮＡＤ⁺）と呼ばれる化合物が増える。これは別名「長寿遺伝子」と呼ばれるサーチュイン遺伝子を活性化させ、細胞の老化を遅らせるのだ。

この「長寿遺伝子」は、人間の生活をウオッチしている「元気遺伝子」でもある。一方、「サバイバル回路」は、ＤＮＡの損傷が治るまで、その修復にエネルギーを振り向ける仕組みだ。

まず、細胞を壊さずに「長寿遺伝子」を働かせるためには、運動、絶食、低タンパク食、高温や低温に体を晒《さら》すこと、などを実践しなければならない。これこそ「毒が毒にならない程度の刺激」、すなわち「ホルミシス」であり、それに人体が遭遇すると「長寿遺伝子」が活動し始めるのだ。

いま世界中で開発中の老化を治療する技術の完成を待たずともできることは、この「長寿遺伝子」を働かせること。それは、古代ギリシャの医学者ヒポクラテスも指摘したように、まず「食べる量を減らすこと」である。するとエピゲノムが、かつて人間が飢えていたころの仕事を「長寿遺伝子」に命令する。

一方の「サバイバル回路」。たとえばホッキョククジラには天敵がいないため、長持ちする体を作る……そして「サバイバル回路」を優位にするのだ。こうして、ゆっくりと繁殖する戦略を採り、そのため実際に、二一一歳の個体すら存在する。

ただ、「長寿遺伝子」に関する知識は基本的には古い情報を基にしている。そして、いまアメリカを中心に、新しい「長寿遺伝子」の発見が進んでいる。

この「長寿遺伝子」は、複数のカテゴリーに分けられる。たとえば、センテナリアンなどのヒトの遺伝子配列を調べて、生まれつき寿命が長い原因を探り当てた末に発見されたもの、あるいは遺伝子を操作して寿命を延ばしたものだ。これらは、先天的な老化と後天的な老化を研究するためにカテゴライズされている。

たとえば「APOE4」や「FOXO3」と呼ばれる遺伝子は、生来のDNA配列の違いが、どのように病気の発症リスク等に影響するか、それを調べる遺伝子検査「ゲノムワイド関連解析」によって、「寿命と関係がある」とされた。

遺伝子「APOE4」の場合、ヨーロッパの人たちのデータから考察すると、寿命の上限の三・五%に影響したり、逆に四・二年分の寿命が短縮するほどにも影響するとされる。

ただ、こうした遺伝子は「長寿遺伝子」というよりも、病気になるリスクを上げたり下げたりするというイメージのほうが正しいのかもしれない。

発見されていない「長寿遺伝子」がある

先述したアシュリーが罹ったハッチンソン・ギルフォード・プロジェリア症候群の原因遺伝子「ラミンA」も、ゲノム編集によってDNA配列を修復することができる。すると、症状の改善や寿命の延伸が可能となる。

ただ、産まれてすぐ、まだ未病の状態で、「予防」や「寿命の延伸」のためにDNA配列を書き換えることは許されるのか？　これが当然だという時代にするためには、データの積み上げと生命倫理の議論が必要となる。

近い将来、まずは重篤性の高い病気を予防する目的で、眼など特定の臓器において、ゲノム編集など新しい技術が使われていくだろう。

「長寿遺伝子」の話に戻すと、一般的には、ゲノム編集された後天的な「長寿遺伝子」が取り上げられるケースが多い。自分の生活スタイルを変えて「長寿遺伝子」を活性化させたり不活性化させたりすることで老化をコントロールしたい、という欲求から来るものだろう。

ただ、この「長寿遺伝子」と呼ばれている遺伝子の一群については、実はわれわれが知っているものは全体の数%である。つまり「長寿遺伝子」のうち、未発見のものがたくさん存在するということだ。

そこでアメリカを中心に、バイオテック各社が、新しい「長寿遺伝子」を発見しようとしている。そうして老化をコントロールしたり治療したりするムーブメントがあるのだ。

「長寿遺伝子」が改善する老化の特徴

既に知られている「長寿遺伝子」には、エネルギー、代謝、酸化ストレスに関係するものが多い。もともとカロリー制限やアミノ酸制限といった食事と生存機能のバランスによって寿命がコントロールされている、という話がスタートとなっているからだ。

食事制限やサプリメントが古いといっているわけではない。老化研究の世界では、過去三〇年近く議論され、多くの発見や重要な報告がなされている。

たとえばインスリンシグナル伝達。コメを食べて血中のグルコース濃度が高まると、インスリンが分泌《ぶんぴつ》されてエネルギーが貯蓄されるが、それが病気とも深く関わっている。それを測定する数値だ。

カロリー制限やアミノ酸制限でも、インスリンや、それに関係する「IGF-1」と呼ばれる因子の活性を抑制することで、タンパク質の合成や分解などの機能を寿命が延びる方向に向けることができる。

これは先天的な「長寿遺伝子」という意味でも同じ。ホッキョククジラ（寿命二〇〇年以上）、ロックフィッシュ（アラメヌケ：寿命一〇〇～二〇〇年）、アジアゾウ（寿命八〇年以上）、カナダビーバー（寿命二三年以上）といった多くの哺乳類を調査した結果からも、インスリンシグナル伝達が寿命にとって重要だということが判明している。

また、生活習慣のなかに適切な栄養と運動を取り入れ、過度なストレスを体に与えない――そうすることで、数学的に計算された人類の最長寿命とされる一二〇歳に近づけつつ、健康寿命を延ばしていく。こうした内容は、多くの健康書にも記載されていることだが、「長寿遺伝子」の活性化という観点からは、具体的にどういう老化の特徴を改善するのかを考えていくことが大切になる。

老化を促進する一二の事象

以下、老化を促進する事象、エイジング・ホールマークスを分類してみよう。現在では一二のカテゴリーがある。

①ゲノムの不安定性：DNA配列の変化はこれに該当する。

②テロメアの短縮：細胞が分裂していくとテロメア（染色体の末端にあるタンパク質とDNAの複合体）が短くなっていき、病気のリスク要因になる。

③エピゲノムの変化：ICEマウスなどを使った研究の主軸はここにある。

④タンパク質の恒常性の喪失：アルツハイマー病で見られるようなタンパク質の異常な凝集や分解がこれに当たる。

⑤オートファジーの異常：細胞内のタンパク質などを除去したり、再利用したりするシステムの不具合。

⑥栄養センサーの異常：すべての生物に共通しているインスリン、あるいはラパマイシンがターゲットにしている「mTOR（エムトール）」などの不具合。

⑦ミトコンドリアの異常：エネルギーを産生する工場ともいえるミトコンドリアが正常に機能しないと、酸化ストレスの原因物質を多量に産生してしまう。

⑧細胞老化：セノリシス、すなわち老化細胞を体内から排除して、加齢性疾患の改善や

寿命の制御などを試みることが話題となっているが、老化した細胞が分泌する物質も、老化を診断する要素として着目されている。

⑨幹細胞の枯渇：幹細胞は様々な細胞を供給しているため、分裂しなくなったり、供給したい細胞に分化できなくなったりすると、脳、筋肉、免疫などに悪影響を与えるだけではなく、多くの老化関連疾患の原因にもなる。

⑩細胞間コミュニケーションの劣化：細胞間には直接的と間接的なコミュニケーションが存在しており、そこに不具合が生じることがある。直接的なコミュニケーションとしては、隣の細胞同士でカドヘリンなどのタンパク質を使ってやり取りをしている。間接的なコミュニケーションとしては、先述したインスリンや炎症物質を挙げることができる。

⑪慢性炎症：加齢とともに免疫のバランスが崩れてしまい、感染症などに対して迅速に対応できないなどが起こる。

⑫腸内細菌叢《さいきんそう》の異常：お腹のなかには約一〇〇兆もの腸内細菌がおり、人体が分解できない物質を分解したり、あるいは人体に必要な物質を作っており、このなかの善玉菌、悪玉菌、中間菌（日和見菌《ひよりみきん》）のバランスが崩れると、全身に影響が生じる。

こうした分類の項目は今後も増えていくだろう。しかし、少なくとも現在の分類に合わせて、自分がどういう生活をしているかを考えることが、一つの長寿遺伝子を考えるよりも、実は重要になる。

たとえばブロッコリーには、たくさんの栄養素が含まれているとされる。その一つには、カロリー制限をしたときに重要になる「ニコチンアミドアデニンジヌクレオチド（NAD⁺）」を増やすための「ニコチンアミドモノヌクレオチド（NMN）」が多量に含まれている。

この「NAD⁺」が増えると、前記のカテゴリー①③⑥⑦などを改善してくれる。また「NAD⁺」を増やすのは午前中が最適なので、ブロッコリーは朝に食べるべきだろう。

また、大豆にはビタミンやミネラルが豊富に含まれているが、体内で合成されない必須アミノ酸、すなわちトリプトファンが大量に含まれているので、④に抵触するケースも出現する。すなわち老化を進行させる可能性があるのだ。であれば、トリプトファンの効力を低減するアラニンが豊富なシジミの味噌汁と合わせるべきだろう。

若返りに寄与する「チョコラBB」

カロリー制限と同様に、間欠的断食、すなわち一定の時間ごとに体に飢えを体験させると、やはり人体の「サバイバル回路」が始動する。

たとえば一日三〇分のジョギングを週に五回する人は、座ってばかりの人に比べて、先述したテロメアの長さが一〇歳分も長い。それは、原初の「サバイバル回路」のスイッチを入れよと、細胞が命じたからである。

実際、週に六・五〜八キロ走るだけで、心臓発作で死ぬリスクが四五％減少、全死因による死亡率が三〇％減少する。

こうして運動で数々の「長寿遺伝子」がプラスの方向に働くとテロメアが伸び、細胞に酸素を届ける血管が生成され、ミトコンドリアの活動も高まり、化学エネルギーが増加する。結果、細胞レベルで若返るのだ。

一方、寿命の研究においては、肉と大豆に含まれる必須アミノ酸のトリプトファンとメチオニン、そしてジムに通う筋肉ムキムキな人が使用している必須アミノ酸ＢＣＡＡ（バリン・ロイシン・イソロイシンの総称）が、長期投与によって過食や肥満を誘発し、寿命を短くする。ＢＣＡＡの場合は、おそらく体内のアミノ酸のバランスを崩すことと、ロイシンがｍＴＯＲを活性化するために老化を促進しているのだろう。

逆に、「チョコラＢＢ」などに含まれる「ニコチン酸アミド（ビタミンＢ３）」は、細胞内でＮＭＮへと変換され、NAD^{+}となってサーチュイン遺伝子を活性化するため、「若返り」に寄与するのだ。

医療行為で心疾患を解消すると、寿命は一・五年延び、ガンを解消すると、寿命は二・一年延びる。ただ、それ以外の病気の原因が指数関数的に増えていく。

一方、人間の七〇歳の体は二〇歳の体と比べて、病気の発生数が一〇〇〇倍にも増える。だから局所的な医療行為に頼らず、「長寿遺伝子」と「サバイバル回路」を活性化することが重要なのだ。

老化によるガンのリスクは、二〇歳のときに比べ五〇歳では一〇〇倍に、七〇歳では一〇〇〇倍に増加するので、やはり「若返り」が非常に重要になる。

逆にいえば、この倍率は、「老化が病気である」ことの証左といえよう。

第四章　老化の原因エピゲノムとは何か？

エピゲノムの変質は付箋の貼り間違い

ここまで人間を始めとする多くの生物の老化と「若返り」について述べてきた。そして、老化全般の制御についていえる確固たる真実がある。すなわち「遺伝子による影響は一六％程度に留まる」ということだ。つまり残りの八四％は、生まれてからの生活全般によって決まる。

分かりやすい例を挙げるならば、二〇代に暴飲暴食を繰り返したりすると、その影響が五〇代以降に出現して老化を早める。これは、本章で述べるエピゲノムによるものなのである。

すると、このエピゲノムこそ「老化の正体」だといえよう。

先にも少し触れたが、エピゲノムとは、「遺伝子そのものではなく、遺伝子発現の仕方を決めている仕組み」である。

たとえば、ＤＮＡ全体を約三二億の文字で書かれた料理本とすると、この本には二万二〇〇〇ぐらいの料理のレシピ、つまり特定のタンパク質の作り方が書き込まれている。

ただし料理本を読んだだけでは、フランス料理のコースや、和食の懐石料理を振る舞うことはできない。前菜、主菜、デザートといったように、適切なタイミングで適切な料理を提供しなければ成り立たないからだ。

すべての細胞は、同じ料理本を持っている。そして、脳は脳、肝臓は肝臓となっていくように、その料理本を使って、まるで独自の料理を振る舞うように変化する。

そして料理本の膨大なデータに、どこのページをいつ使うべきか、そのタイミングに至るまでが付箋として貼り付けられている。これが、細胞が営むエピゲノムと呼ばれるものの正体。ＤＮＡや、それが巻き付いている「ヒストンタンパク質」などに対する化学修飾という形で、エピゲノムは付箋の役目を担っているのだ。

ということは、仮に付箋が外れてしまったり、何かの拍子に別のページに貼り付けられてしまったりすると、何が起こるだろうか？　その結果は、細胞レベルで見れば、本来あるべき機能が失われてしまうこと……すなわちこれが老化の正体だ。

ここでまず、病気と老化は根本的に異なるという点を明示したい。まず注意したいのが、エピゲノムの変質は、あくまでも付箋の貼り間違いであるという点。そのため正しい位置に付箋を戻せば、コース料理も正しく作れる。

これに対し、元の料理本の文章そのものが書き換えられたり、必要なページが抜け落ちたりすると、本質的なトラブルとなる。つまり、遺伝子変異の結果として引き起こされる疾患、たとえばガンやアルツハイマー病などがその一例である。しかし、このように遺伝子変異が起こりやすくなること自体が、細胞のエピゲノムが変化してしまったことによるもの、すなわちDNAの傷をうまく修復できなくなった結果ともいえる。

この点に関する研究によると、必要に応じて正しいレシピを参照すれば、細胞は正しく健やかな状態を維持できる。そして、間違ったところに貼られた付箋を元通りにする方法として着目されているのが、「山中因子」を利用することなのだ。

実際、デビッド・シンクレア教授らは、この「山中因子」を使ってマウスの視神経細胞を再プログラムした。そうして、急性の緑内障に対する治療において実証してみせた。現在は、スタートアップが立ち上がり、サルにおける実証が進んでいる。

一卵性双生児の寿命に遺伝子の影響は

実は一卵性双生児においても、長寿に対する遺伝子の影響は、一〇～二五％に留まる。すなわち、DNAが人間の運命を決めているわけではないのである。

ここでは本にたとえてみよう。DNA配列は、本でいえば文字なので、それ自身に意味はない。しかし、DNAがあるパターンの配列で並ぶと、それは単語となり、これら単語が重なることによって、文章になる。

同様に、四文字で構成されるDNAが特定の配列となり、それが遺伝子となる。そして、その遺伝子を読むことによって、ある機能を担うタンパク質やRNAなどができあがるのだ。

三二億文字分あるといわれるヒトのDNAが記された本のなかで、どこを読むべきか、瞬時に発見しなければならない。二万二〇〇〇近くある遺伝子のうち、必要な遺伝子を適切なタイミングで迅速に見つけるには、この三二億文字の本に付ける付箋が必要だ。

すると、文庫本一冊の文字数は、一般的に一〇万～一二万字程度なので、三二億文字ということになれば、約三万冊の文庫本から必要な情報を見つけることになる。まるで高校の図書館の膨大《ぼうだい》な蔵書のなかから、たった一ページを見つけるようなものだ。これがエピゲノムなのである。

そしてエピゲノムは、たとえば感染症に罹ったときには免疫細胞のこのページ、ご飯を食べて血糖値が高くなったときには肝臓や膵臓《すいぞう》のこのページ、運動するときには筋肉のこのページ……などといったように働くのだ。

しかし、加齢によって付箋やマーカーが消えたり、変なところに付いたりしてしまうと、迅速に適切な遺伝子を見つけられなくなってしまう。これが続けば、脳や肝臓などが、本来の働きをできない状態に陥る。すると臓器の機能が低下して、結果、病気になってしまうのだ。

ただ大切なことは、この状態でも、ＤＮＡ配列や本の文字は変わっていないという点である。

そして近年では、この付箋は、「太ってしまった」「運動をした」といった生活習慣を、日記のような形で長期記憶していることが分かっている。つまり、「かつて暴飲暴食して体重が増えてしまった」などということを、細胞は忘れてはいないのである。

肥満を経験したマウスでは、自然免疫細胞において、代謝や炎症に関する遺伝子の使い方が変化してしまう。こうして肥満の記憶が残ると、たとえば加齢黄斑変性《かれいおうはんへんせい》（網膜の中心にある黄斑という組織が、加齢とともにダメージを受けて変化し、視力が低下する病気）のリスク要因となるのだ。

「ヨーヨー効果」と呼ばれる現象……一度、肥満を経験した人の脂肪細胞では、肥満に対する記憶がエピゲノムとして残ってしまうので、再び高カロリーの食事を摂取すると、急激に太ってしまうことを指す。

逆にいえば、若いときに部活で汗を流した思い出は、青春の一ページとして記憶に残るだけではなく、筋肉の細胞にも「エピゲノム記憶」として残る。そのため将来、歳をとってから筋トレやスポーツをした際に、かつての運動経験を筋肉は覚えており、筋力の増加が早くなる。

ということは、すなわち、私たちの生きてきた記憶そのものが、自分の体を長期的に教育することになる――。

そのため、若いときから健康や美容に気をつかっている人と、そうでない人とでは、二〇年後の同窓会で、見た目に大きな差が生じる。そして、その見た目は、五〇代や七〇代となったあとの健康寿命とも、完全に相関する。

ただ、こうした「若気の至り」は「エピゲノム記憶」であることから、付箋ごと修復することも可能なのである。

エピゲノムの不安定化が老化に直結

さて、人間のＤＮＡのすべての遺伝情報、それこそがゲノムだが、これはいわばデジタルであり、コンピュータのハードウェアである。デジタルは、ゼロかイチかの世界だが、一方のエピゲノムはアナログであり、細かな微調整が可能である。

どの遺伝子のスイッチを入れ、どの遺伝子をオフのままにしておくか調節するのがエピゲノムであり、人間の生命活動を実際にコントロールしている。そして、その不安定化が老化を引き起こすのだ。

ここからも、巻末に掲載した複数の論文をもとに論考を進めていきたい。

過去三〇年間に、老化研究の分野は大きな進歩を遂げ、現在では、老化プロセスを推進するメカニズムについても基本的な部分は解明されており、そこにもエピゲノムが関係している。

そして老化についていえば、幹細胞の減少、ミトコンドリア機能の低下、タンパク質とエネルギーの恒常性障害、テロメアの短縮、細胞老化の進行など、少なくとも一二の特徴が確認されている。

また、生物学的情報の保存方法も判明している。

一つは「デジタル」情報をコード化する方法。核酸の形で、RNAやDNAをヌクレオチドの文字列とする。もう一つは「デジタル・アナログ」情報。「転写ネットワーク」「R

NA」「DNAループ」「DNA結合タンパク質」「クロマチン修飾」からなる複雑なシステムであり、エピゲノムによってコード化される。これらは専門的な要素なので、名前を提示しておくことに留める。

ただ生物学的なアナログ情報は、細胞が損傷すると検知され、コピーされて破壊されるため、簡単に失われてしまう。この点だけを理解していただきたい。

老化した細胞から生まれたクローンは

私の師、デビッド・シンクレア教授は、二人の共著者とともに、「ネイチャー・エイジング（Nature Aging）」誌に「The Information Theory of Aging（老化の情報理論）」を発表した。この理論の内容は以下のようなものだ。

DNAの設計図を用いて複雑な生体を再生産している生物にとって、情報を保存し取り出す能力は、その中心的なものである。しかし、そのデジタルな遺伝暗号の上に、その遺伝情報がどのようなタンパク質に翻訳されるか、それを制御するエピゲノムという厄介な領域がある。

生物には多種多様な細胞があり、そのすべてが似かよったゲノムを持つ。もし、ある細胞が、線維芽《せんいが》細胞ではなく神経細胞になりたければ、どの遺伝子をどの程度まで活性化させるべきかを、「何か」が、その細胞に伝えなければならない。

この「何か」がエピゲノムの制御情報であり、デジタルとアナログが混在した形式で保存されている。

老化の情報理論では、この制御情報の喪失が老化の根本原因であり、最終的に、ほかの症状を引き起こすと仮定している。簡単にいえば、細胞はエピゲノムを狂わすノイズを蓄積し、徐々にその機能は低下していく。不活性なままであるべきものが翻訳されたり、その逆が起こるのだ。

その結果、細胞は混乱し、たとえばアルツハイマー病を発症する。そしてエピゲノム的な変化のなかには、老化と密接に関連するものもある。

DNAの突然変異もまた、老化の根本的な原因として提唱されているが、シンクレア教授と共著者たちは、エピゲノム的な変化とは異なり、DNAの突然変異は影響を与えないと指摘している。

体細胞の突然変異が老化の主因ではないことを示すデータは、ほかにもある。多くの実験では、蓄積された変異をすべて持つ老化した体細胞から生まれたクローン動物が、通常の健康寿命を有していたのだ。

エピゲノムの安定で「若返り」も可能

人体の老化とは、すなわちエピゲノムにおける情報の喪失であり、それ自体が一つの病気である。しかし人間の細胞は、過去の「自分」を覚えている。エピゲノムという名の「遺伝子の本」に、付箋が付けられているのだ。ただ、その本が書き換えられていたり、部分的にページが喪失していたりすると、回復は不可能である。

エピゲノム情報の喪失は、ガンや心臓病などの疾患、そして最終的には死につながる。逆にエピゲノムを安定させることができれば、「若返り」も可能である。

そのエピゲノムは、遺伝子の使い方を決めるものである。たとえば幹細胞という何にでもなれる細胞は、筋肉や脳などの細胞へと枝分かれし、アイデンティティを持つ際に必要となるが、それもエピゲノムが決めている。

逆にエピゲノムが失われたり、不適切なアナログ情報が追加されると、個々の細胞や臓器の持つアイデンティティが失われてしまう。すると、各細胞が適切に機能できなくなってしまうのだ。

私たちは加齢とともに認知症を患《わずら》い、いろいろなことを忘れてしまう。時には自分自身や家族すら認識できなくなってしまう。実際、細胞一つ一つも、加齢とともに認知症のような状態になってしまうのだ。

ただ、若い頃にバレリーナだったお婆さんが、バレエの音楽を聴いて体が勝手に動き出すように、アナログ情報が完全に失われてしまうわけではない。

一方、デジタル情報が加齢とともに変化し、データそのものが完全に違うものになって使えなくなる、という考え方も、二〇年以上前から存在する。実際、多くのガン細胞は、そのようにDNA配列が変わってしまったあとに異常に増殖し、体を破壊してしまうのだ。

このように、DNA配列が変化してしまう原因は、紫外線や酸化ストレスに求められるが、これは加齢に伴って生じる。

また、腸管の細胞におけるDNA配列の変化が、寿命の違うライオン、ネコ、ラットなど様々な哺乳類を使って解析されている。その結果、寿命の長い動物ほど、DNA変異が起こりにくいということも分かっている。

山中因子が延ばす寿命

この項も参考文献の内容をベースにして論考を行うが、日々の生活で生じるＤＮＡの傷は、ＤＮＡ配列を変えてしまうというよりも、むしろ、エピゲノムをコントロールしている「クロマチン因子」というものの配置を変えてしまうのだ。

そうしてアナログ情報、遺伝子の使い方、ひいては細胞のアイデンティティを消失させることが老化の原因になっている。

エピゲノムは後天的なアナログ情報である。ゆえに、若年時にどのような運動をし、どのようなストレスを体に与えていたか、そのような情報が体のなかに記憶されているのだ。これが、私たちの健康や寿命を決めているのである。

さらに、仮に若いときには自分の体に興味を持たず、エピゲノム的な情報が変化してしまい、「老化時計」が進んでしまったとしても、取り返しが利く。

先述の通り、ＤＮＡ配列が変わってしまった場合は、辞書に載った三二億文字から変化した文字を見つけ出して一つ一つ書き換えていく必要がある。その際には、ゲノム編集技術という難易度が極めて高いものが必要となる。しかしエピゲノムの情報は付箋であり、押し入れの配置の問題だ。また生物学的には、酵素反応によって復元することができる。

かつては老化研究でも、若年時の罪を背負って老後は生きていくしかない、といわれていた。しかし山中因子を使い、エピゲノム情報をもとに細胞を若返らせた場合、身体機能が回復したり、寿命が延びたりする。

もちろん、山中因子がどうやって、どのアナログ情報を修復しているのか？　なぜ、細胞はバレリーナのように昔の自分を覚えているのか？　といった謎は残されている。しかし、不摂生な生活を含めて、加齢とともに変化していくエピゲノム情報こそが、老化にとっては大切なのである。

「三途《さんず》の川もカネ次第」という言葉が日本にはあるが、老化の業界に資産家が投資しているのも、同じ論理だろう。「カネを使って老化を治療できるとすれば何とかしたい」というのは、人間として当然の気持ちかもしれない。

iPS細胞のエピゲノム的年齢はゼロ

山中伸弥教授とともにノーベル生理学・医学賞を受賞したジョン・ガードンらは、カエルの細胞核を有核卵に移植してクローンを作製した。

その後、ガードンの研究は、より大きな動物にも拡大された。羊の「ドリー」が、その最たる例だ。

二〇〇六年、山中教授の研究チームは、体細胞を人工多能性幹細胞（iPS細胞）に初期化できる四つの核内転写因子、「Oct4」「Sox2」「Klf4」「c-Myc」を同定した。これらiPS細胞は、多数の細胞型に誘導できるだけでなく、エピゲノム的な年齢がゼロであり、若返った特徴を示すため、注目されている。

同様に、老化した幹細胞を多能性の状態に初期化し、体細胞に戻すと、機能的な若返りが見られる。

これらの実験から、「細胞のエピゲノム的な年齢には可塑性《かそせい》があり、突然変異とは無関係にリセットすることができる」という証拠が得られた。そして、細胞のアイデンティティを失うことなく、エピゲノム的な初期化によって細胞を若返らせようとする研究が始まったのだ。

第五章　自分で決める「ライフ・コース」

寿命を三〇歳から二五〇歳のうちで選ぶ時代

先述した通り、ＷＨＯの国際疾病分類（ＩＣＤ）では、老化を病気と定義していない。しかし将来的に老化の原因を細分化できれば、「タイプ1老化」「タイプ2老化」などというふうに分類する日がやって来るかもしれない。

そして、ここまで述べてきた通り、個人に特化した精密医療やゲノム情報をもとに病気の先回りをする時代にもなった。デジタルツイン（現実の世界をデジタル空間に再現する技術）などは、まさにその事例といえよう。

また先に触れた「老化時計（Aging Clock）」は、ウェアラブル装置に自分の寿命が表示されるものだが、たとえば前日に大酒を飲んだりすると「寿命マイナス二週間」などと表示される。簡便な老化時計が二〇二五年開催の大阪・関西万博にも出展されることになったが、数年以内に実用化されるはずだ。

こうしたことが実現すれば、もう暦年齢はなくなる。それは二〇三五年ころと見ている。

「ズーム」や「マイクロソフトチームズ」といった機能を使ったテレビ会議でも、顔の表情や声質から、神経変性疾患、精神疾患、生物学的年齢などを診断できるようになる。そのあとで最適な介入方法やサービスを提案してくれるようになるかもしれない。

自分の寿命を三〇歳から二五〇歳のうちで自由に選べる時代が訪れる——これは「ライフ・コース」を自分で選択する時代の到来を意味する。時間という概念をテクノロジーが超越したのだ。

このとき寿命決定の理由は、「ハピネス（幸福）」に収斂《しゅうれん》される。すなわち、人生で何を成し遂げれば自分が幸せを感じるか……それを自ら決めて、三〇歳の人生や二五〇歳の人生を選ぶことになるのだ。

五輪で金メダルを獲るための人生も

人生三〇年の時代であれば、すべてを経験する前に、自分の残された時間を何に使うべきかを考えるだろう。そして、若いときから天命だと考える事柄に生涯を懸けるかもしれない。

しかし、平均寿命が八〇歳になった現代では、三〇歳まではじっくりと学び、旅行などで見聞を広めている。そして四〇歳になっても、自己分析や成功術の本などを読んでいる。

では、平均寿命が一五〇歳になったときには、どんな状況になっているのか？

先に触れたように人生を三〇年と決めれば、極めて濃密な人生を生きる方法もある。それは、たとえばアスリートとしてオリンピックで金メダルを獲得する人生だ。ミトコンドリアの活性を上げるなどして、「太く短い人生」を設計できる。

現在、ヒトは、筋肉や脳、あるいは生殖機能が成熟するまでに、一五～二〇年を要する。当然、将来的には、成長を早める技術も生まれてくるだろう。「ライフ・コース」にバリエーションが生まれるわけだ。

また、老化が進行する際の分子の変化を理解することは、高齢者の状態を把握することだけに留まらない。人体の発生、成長、成熟、衰退の流れを理解するということなのだが、その結果、成長を早める技術のヒントが得られる。

ただ、成長と成熟が早い生物種は基本的に寿命が短く、魚でいえばアユやサケのように、生殖そのものが老化のスイッチになっている種もある。また、私は体長一〇メートルにもなるダイオウイカの研究が大好きなのだが、このイカは五ミリメートルの赤ちゃんから二～三年で急速に巨大化し、約三年の寿命を閉じる。その様子は、体の成長速度と寿命が反比例する可能性を示唆してくれる。

こうしたことも私たちの「ライフ・コース」に選択肢を増やしてくれる。

豊臣秀吉《とよとみひでよし》が亡くなった際、秀頼《ひでより》は六歳で豊臣家の家督を継いだとある。たとえば、このときダイオウイカのような急速な成長技術を使って成人させ、「若返り技術」と組み合わせて明快な頭脳を与えていたら何が起こっただろうか？

秀頼は八歳で関ヶ原の戦いに突入することになるが、戦の帰趨《きすう》は変化したかもしれない。そんな妄想すら膨らむが、秀吉の息子なら、そんな「ライフ・コース」を選択したかもしれない。

スケールの大小は別にして、近未来には、すべての人間が「若返り技術」によって早熟した秀頼のようになることができる。また逆に、なるべく成長や成熟を遅らせて、一〇〇歳になっても二〇代の肌や容貌を維持する生き方もある。

このように、多種多様な「ライフ・コース」を自分で選択する時代が訪れるのだ。

『宇宙戦艦ヤマト』や『ガンダム』の世界観に生きる

また二〇五〇年には宇宙旅行が普通のことになるが、その移動の速度は現在と比べて五倍にもなる。これには抗老化薬が必要だ。この薬も自分の人生を決めたからこそ飲むものだ。

さらに二〇四〇年代に、月に一〇〇〇人の居住者を定住させる計画もある。このように人類が宇宙旅行や宇宙生活を楽しむようになると、宇宙放射線によって細胞がダメージを受けるため、間違いなく「若返り医療」が必要となる。まさしく自分の寿命を管理する時代がやって来るのだ。

二〇二四年三月一二日に宇宙から帰還したJAXAの宇宙飛行士、古川聡《ふるかわさとし》さんが、帰還直後の体調について述べた。

「背骨や股関節の柔軟性は予想以上に落ちており、宇宙は老化の加速モデルであることを実感しました」

実際に宇宙の微小重力環境に滞在すると、筋肉量や骨密度が低下し、心臓や免疫の機能などに影響が及ぶことが知られている。

アメリカ航空宇宙局（NASA）が主導する持続的な月面調査「アルテミス計画」では、近未来に日本人が月面に降り立つことを共有のゴールとしている。先に触れたように、地球以外の天体にヒトが長期間滞在する日も、遠くない未来にやって来る。

そのため「若返り科学」を個人の寿命や健康のために利用することが、まず頭に浮かぶ。自分で決めた「ライフ・コース」を進むためだ。老化をコントロールする技術そのものも、様々なイノベーションと絡み合いながら、社会のプラットフォームとなっていくはずだ。

その分かりやすい事例が宇宙なのだが、『宇宙戦艦ヤマト』や『機動戦士ガンダム』のような世界観は、いつの日か人間の生活に定着していくだろう。

そのとき、大量の宇宙放射線を浴び、かつ微小重力環境下の宇宙では、ヒトの寿命は半分に満たなくなる可能性もある。また、宇宙で生まれた子どもたちの成長は、重力による「負荷シグナル」が存在しないため、地球上のようには行かないかもしれない。

加齢に伴う筋力の衰えも、宇宙では促進されるかもしれない。歩行能力だけでなく全身の臓器機能へ影響する病気が「サルコペニア」だが、この病気は「二〇一九年度 国内基盤技術調査報告書」のなかでは、治療薬がない病気の第三位となっている。

過去にノバルティスといった大手製薬企業がサルコペニア治療薬の開発に挑戦し、筋肉量を増やすことには成功した。しかし、筋肉のパフォーマンスを改善することはできなかった。

宇宙の生活環境は一つの例だが、身体機能に負荷がかかる高速移動においても、「若返り技術」が必要とされるだろう。また「若返り技術」は、体に急速な成長が求められるときにも、やはり必要となるだろう。

近い将来、私たちは、こうしたことも頭に入れたうえで自分の「ライフ・コース」を決定し、それに見合った寿命を受け入れなければならない。

寿命が二〇〇歳になったときの世界は

先に豊臣秀頼の成熟速度を上げて関ヶ原の戦いに挑むケースに触れた。では、寿命が二〇〇歳に達したとき、それは一体、どのような世界なのだろうか？

本書を執筆した二〇二五年の二〇〇年前というと、一八二五年になる。大塩平八郎《おおしおへいはちろう》の乱が起こったのが一八三七年（天保八年）なので、二〇〇年前に生まれた人は当時一二歳……このとき勝海舟《かつかいしゅう》は一四歳だ。

その勝海舟が健在だったら、現在の社会について、どのような感想を漏らすだろう？「咸臨丸《かんりんまる》」は約四〇日かけてサンフランシスコに到着したのだが、いまでは毎週、飛行機でサンフランシスコに出張したり、「ズーム」を使って彼《か》の地の同僚たちとテレビ会議を行っている。

電光石火で江戸城の無血開城を実現させた勝海舟が、十年一日《いちじつ》のごとき政策を続けてきた自民党政権に対して何とコメントするのか、それも聞いてみたい。

ただし、おそらく二〇〇年も生きてくると、生きることに「飽き」を抱くようになるだろう。もちろん、ネットフリックスや生成ＡＩなどのような新しいツールが出てくれば、そうした「技術」には常に興味をそそられるだろう。しかし人生の経験が蓄積すると、新しい挑戦をするときの「ワクワク感」を得ることは少なくなるだろう。その点は、五〇〇年も生きているニシオンデンザメに聞いてみたいところだ。『ドラえもん』の「翻訳こんにゃく」が必要になりそうだが……。

ただ私は、長い人生に抱く「飽き」に関しては、楽観的に見ている。たとえば『攻殻機《こうかくき》動隊《どうたい》』の電脳のように、記憶を部分的に、いったん消してしまえば良いと思っている。すると、大好きな食べ物の記憶を消し、翌日の朝ごはんに食べ、毎日のように感動を味わうということもできる。

また起業家ならば成功体験を削除し、ゼロから挑戦する「ワクワク感」を強力に味わえるようになるかもしれない。ただ、満島《みつしま》ひかりと佐藤健《さとうたける》がダブル主演の映画『Ｆｉｒｓ t Love 初恋』のように、リアルな記憶をなくして再会体験ツアーを実現できても、結局、相手を思い出せないという結末もあるだろう。

また、容姿も自在に変化させることもできるようになるだろう。『攻殻機動隊』のなかでは、義体《ぎたい》（ヒトの体の一部または全部を機械に置き換えたもの）を二体同時に扱うことができるのが草薙素子《くさなぎもとこ》だ。その年齢設定は四七歳前後らしい。しかし外見や身体機能が実際の年齢に見合っていなければ、草薙素子の「設定年齢」を調べるまで、「暦年齢」を知ることはできない。

「暦年齢」が意味を持たなくなる時代

私たち人間がどう生きるか、その「ライフ・コース」を選択する際には、仕事、友人、家族、健康といったことを考慮して判断材料にする。しかし、健康について私たちが選択できることは、何を食べるか、どのような運動をするか、健康診断に行くかなど、個人の努力にかかっている。すなわち、あまり科学的イノベーションとは関係のない内容に限られる。

しかし、たとえばバイオベンチャーの「ロンジェビティ・バイオテック（Longevity

Biotech)」の目指す世界観は違う。科学的な根拠に基づき、既存の疾患治療から広げていった先に、老化の可視化と身体機能の改善がある。そのためこの会社は、デバイス、センサー、診断マーカーを含めた新しい客観的指標を設定している。

この世界観のなかでは、ヨボヨボに衰弱した状態で長生きすることを想定しているわけではない。より積極的に「ライフ・コース」を選択するので、結果的に「短く太く生きる」「細く長く生きる」「太くかつ長く生きる」といった生き方の多様性が生まれる。

すると、「健康なままで一五〇歳まで生きる」コースでは、四回くらい結婚する人も現れる。あるいは生涯現役を目指し、八〇歳で大学に入学し直す人がいるかもしれない。

もちろん、薬や遺伝子治療だけで一五〇年や二五〇年も生きることは難しいので、イーロン・マスクが「ニューラリンク」で進めているような、脳機能のデバイス化が必要になるだろう。こうしたデバイスや機器を薬や遺伝子治療と組み合わせることが必要になってくる。

特に神経は、難攻不落の最後の領域となる。これは間違いない。いずれにしても、一九〇〇年ごろの平均寿命が四二～四四歳だったことを考えれば、現在の平均寿命が八〇歳を超える世界は異常にさえ見える。同じことが次の一〇〇年で起こっていく可能性は十分にある。現在の社会は、その技術的な特異点にあるのかもしれない。

そして、明確に「生物学的年齢」が可視化できるようになり、「若返り技術」が普遍化した暁《あかつき》には、もう「暦年齢《こよみねんれい》」が意味を持たなくなるだろう。というのは、六〇歳の「暦年齢」であっても外見や身体機能が二〇歳であることもあるし、逆に「暦年齢」が一〇代であっても「老化時計」で三〇歳と表示されることもあるからだ。

そうなると、保険会社のリスク計算や料金設定にも変化が生じる。また企業や組織の採用基準としては、外見や「暦年齢」ではなく、人格を最も重視するようになるかもしれない。

より正確な身体機能を評価する「老化時計」は、近い将来、AI技術と組み合わせることにより、急激に進化していくであろう。そのときは、健康がより純度の高いアセット（資産）として見なされるようになるはずだし、こうした情報を参考にして「ライフ・コース」を選んでいくことになる。

装着した端末に身体情報を蓄積

将来的に私たちの身体機能は、多くの動作や音声に対するセンサー技術やデータ解析、そして涙や血液などの「身体バイオマーカー」を連動させて、日々「老化時計」として表示される。それを見たくない人もいると思うので、見ないというのも選択肢の一つではある。

たとえば「老化時計」を使う人は、医療機関ではなく、装着した端末が詳細な身体情報を蓄積してくれる。そうした個人情報は、ＤＡＯ（Decentralized Autonomous Organization：ダオ）、すなわち中央集権的な管理者を持たず、参加者同士による意思決定で運営される組織で共有される可能性が高い。

こうしたＤＡＯのなかでは「エイジング仮想通貨」が発行されることもあるので、もし若年時から情報を提供していれば、その仮想通貨がたくさん貯まるかもしれない。

ちなみにエイジングに関するＤＡＯとしては、「VitaDAO」が知られている。この「VitaDAO」は、エイジング研究を推進するための資金調達と知的財産の管理をＤＡＯのなかで推進することを目的とする枠組みだ。多くの研究室やバイオテックが支援を受けている。

エイジング仮想通貨に話を戻そう。これは当初、年金や貯金のような感覚で扱うことになるだろう。またエイジング仮想通貨は運用もできる。エイジング仮想通貨でないと購入できない若返り関連のデバイスや薬剤も生まれてくる。

すると、年齢を重ねてからエイジング仮想通貨を求める人は、帰属する国の通貨でエイジング仮想通貨を買うことになる。そうして初めて「若返り技術」を購入することができるのだ。

また「老化時計」を使っている人には、年齢、性別、身体機能に応じて最適化・個別化された「若返り枝術」が提供される。このように「若返り」の研究は、プラットフォームとしてのインパクトが大きい。

ただOpenAIが登場した際、ＡＩ技術の発展に規制をかけるべきかどうか、様々な国で議論された。「若返り技術」についても、今後、多くの議論が必要になることは間違いない。

「老化格差」が生まれてはいけない

ここで明確にしておきたいことがある。「ライフ・コース」は自分自身で選択するものだが、自然のままに生きることも大切だ。そのため、すべての人間が「若返り技術」を使う必要などない。

年齢を重ねるにしたがって身体機能が低下することは、自然界では当然のことである。それを差別の対象にしたりしてはならない。

また、おカネを持っている人だけが長寿を得るような「老化格差」が生まれることも望ましくない。

「若返り」の療法としては、老化細胞を除去することや、免疫系を活用するためのワクチンやmRNAワクチンを使用することが考えられる。しかし現時点では、その費用は莫大となる。

ただし、「若返り」が病気に指定されれば保険が適用されることになる。すると、そのときマーケットは劇的に大きくなる。それは花粉症に保険が適用されたときと同様のことである。

一方、地球上の生物種、この場合はヒトの寿命が急激に延伸したがゆえに生態系が破壊されることなど、絶対に避けなければならない。

現在、「若返り」の研究は過渡期にあるが、もう、その流れを止めることはできない。単純に「個人の老化を予防して健康寿命を延伸する」という概念に留まらず、プラットフォームとしての「若返り」の研究をどう捉えるかが問われている。

一五〇歳のビジネスマンは若者の仕事を奪うか

細胞のリプログラミングで老化をリセットすることもできる。すると、このような「若返り医療」によって、日本人の健康寿命はどこまで延びるだろうか？

私は将来的には、様々な「若返り科学」を使って、理論的には二五〇歳くらいまで健康に生きられると考えている。

加えて「若返り」によって人間が一五〇歳でも子どもを産めるようになれば、日本の人口減少問題も解決する。そもそも元気な「百寿者」が数多く生きているので、人口は増加するかもしれない。

ただ、こうした「若返り」によって人口が増加する日本社会は、果たして天国なのか？もしかしたら、超高齢者が若者の仕事を奪ってしまうかもしれない。

それはそうだ。仕事の経験が一三〇年ある一五〇歳のビジネスマンと、駆け出しの二二歳のビジネスマンでは、その知識と経験の量に膨大な差が生じるからだ。

ただし、老化を遅らせることによって医療費を削減することができるのは確かだ。こうして浮いた予算を科学や教育に充てることもできる。

これに加えて日本社会が得る経済効果も期待できる。現在、平均寿命が八四歳の日本でも、二〇〇〇兆円に及ぶ個人金融資産の半分以上は六五歳以上の高齢者の手にある。日本人の多くが一五〇歳まで元気に働くようになれば、高齢者の個人金融資産は莫大《ばくだい》なものとなるはずだ。これを「若返り医療産業」に投下したらどうか？

一〇〇歳以上の人は収入の一定額を「若返りＮＩＳＡ」に投じ、そのカネが「若返り医療産業」に投資されるとしたら、「若返り科学」も進歩する。

当然、日本の経済発展にも寄与し、かつ一五〇歳の元気な労働者の存在は、人手不足の問題解消にもつながるはずだ。

二〇五〇年の生活はどうなる

では、二〇五〇年の世界、人々の生活は、どのように変わっているのだろうか？

OpenAIのサム・アルトマンＣＥＯは、一〇年後には人間に匹敵するＡＩが登場すると予想している。そのときは、スマートフォンのなかに搭載されたＡＩが、病院の医師よりも的確に健康状態を把握し、食事内容や生活習慣まで細かく指示してくれるようになるだろう。

しかも、その指示は無機質なテキストによるものではなく、スマートグラスのなかに現れるアバターが、理想的な声と魅惑的な姿で、行動変容を促してくれるのだ。

この世界では、外科的な手術を除き、医療は無料となっている。薬についても、最適なものがアマゾンや楽天によって届けられる。そして望めば、「若返り治療」を受けることもできる。

——二〇五〇年には、三〇代に見える容姿を持つ人と初デートに行き、「暦年齢」を聞くと八〇歳だったなどということは、日常茶飯事《さはんじ》になるだろう。そして恋愛が順調に進み、相手の家に結婚の挨拶に行ったところ、自分がパートナーの祖父や祖母と同級生だった、などということも起こる。

戸籍上の年齢が意味を為さなくなることをイメージするためには、このようなケースが最適といえよう。これが二〇五〇年の世界なのだ。

エピローグ――「若返り」が人類にもたらすもの

本書で述べてきた通り、アメリカを中心として、「プラットフォーマー」と呼ばれるような起業家、すなわち新しい技術を導入するだけではなく、人々の生活そのものを変化させていく人たちが、「若返り」への投資を活発化させている。

また、資産家がサイエンスとしては不確かな技術を個人的に使用し、注目されている事例も見られる。その代表的な例が、プロローグで触れたブライアン・ジョンソンだろう。彼は複数のサプリメントを併用しているため、そのほかの遺伝子治療などに効果があったのか、サイエンスとして確認することはできない。

日本でも、インフルエンサーと呼ばれる人たちが、SNSなどを通じてサイエンスとしてのエビデンスがないサプリメントを販売している。ジョンソンの販売する製品についても賛否両論がある。購入する際には、科学的なリテラシーが必要となる。

ところでジョンソンの行いから見えるものは、むしろ日本的な老化に対する価値観かもしれない。日本には「生きがい」という言葉に代表されるように、個人の健康よりもコミュニティにおける隣人や家族の幸せを大切にするという文化が醸成されている。ジョンソンが目指す「若返り」の先にあるものも、自分個人の健康というよりも、生きるということの本質に近づく哲学なのかもしれない。

イギリスの著名な哲学者スティーヴン・ケイヴは、『ケンブリッジ大学・人気哲学者の「不死」の講義』を書いてベストセラーとなった。そのなかで不死の思想について研究している。

エジプトの古代文明から三大宗教を検証し、古今東西の事例を挙げて、「どのようなシナリオを作っても不死を解決することができない」と結論づけた。

加えて、「死を正しく認識し、有限性こそが生に価値を与える」と説いた。

さらに、他者への共感を持ち、現在の幸福に対して感謝し、日々の生活を心から楽しむ生き方を推奨している。

これについて「若返り」の最新科学はどのような答えを持っているのだろうか？

私は、それこそが「ライフ・コース」だと考えている。

すなわち、本書で述べてきたように、最長で二五〇歳まで延びると予想される自分の寿命を各自が選択し、人生の目的を明確に決めることだ。

では、私の場合はどうか？　とことん体を追い込んだりして「若返り」に励むような精神力は持ち合わせていないので、なんとか研究とイノベーションによって実現したい。そう、楽して「若返る方法」を探しているのだ。

また、そうしたイノベーションによって与えられるであろう一〇〇年以上の時間で、「若返り」を人類のプラットフォームとして確立したい。人類の健康寿命の延伸や幸福の充実に貢献したいと思っている。

本書で、そうした私の熱を読者の方々が少しでも感じてくださったら、これ以上の幸せはない。

二〇二五年三月

早野《はやの》元詞《もとし》

主要参考文献

- https://www.nature.com/articles/d41586-022-00070-1
- https://www.thelancet.com/journals/lanhl/article/PIIS2666-7568(22)00102-7/fulltext
- https://www.nature.com/articles/s41467-023-39786-7#:~:text=In%20general%2C%20FDA%20or%20EMA,risk%20factor%20for%20multiple%20morbidities
- Ren F, Aliper A, Chen J, Zhao H, Rao S, Kuppe C, Ozerov IV, Zhang M, Witte K, Kruse C, Aladinskiy V, Ivanenkov Y, Polykovskiy D, Fu Y, Babin E, Qiao J, Liang X, Mou Z, Wang H, Pun FW, Ayuso PT, Veviorskiy A, Song D, Liu S, Zhang B, Naumov V, Ding X, Kukharenko A Izumchenko E, Zhavoronkov A. A small-molecule TNIK inhibitor targets fibrosis in preclinical and clinical models. Nat Biotechnol. 2024 Mar 8.
- Amor C, Feucht J, Leibold J, Ho YJ, Zhu C, Alonso-Curbelo D, Mansilla-Soto J, Boyer JA, Li X, Giavridis T, Kulick A, Houlihan S, Peerschke E, Friedman SL, Ponomarev V, Piersigilli A, Sadelain M, Lowe SW. Senolytic CAR T cells reverse senescence-associated pathologies. Nature. 2020 Jul;583(7814):127-132.
- Amor C, Fernández-Maestre I, Chowdhury S, Ho YJ, Nadella S, Graham C, Carrasco SE, Nnuji-John E, Feucht J, Hinterleitner C, Barthet VJA, Boyer JA, Mezzadra R, Wereski MG, Tuveson DA, Levine RL, Jones LW, Sadelain M, Lowe SW. Prophylactic and long-lasting efficacy of senolytic

CAR T cells against age- related metabolic dysfunction. Nat Aging. 2024 Mar;4(3):336-349.
- https://crest-ihec.jp/public/epigenome_qa.html
- https://www.try-it.jp/chapters-10394/sections-10484/lessons-10485/point-3/
- https://www.nature.com/articles/s41586-022-04618-z
- https://www.nature.com/articles/s41591-019-0343-4
- https://www.nature.com/articles/s41467-022-30800-y
- https://www.cell.com/fulltext/S0092-8674(16)30278-1
- https://www.sciencedirect.com/science/article/abs/pii/S0531556500002345
- https://www.britannica.com/plant/bristlecone-pine
- https://www.cell.com/trends/genetics/fulltext/S0168-9525(23)00186-5
- https://www.ncbi.nlm.nih.gov/pmc/articles/PMC9042193/
- https://www.nature.com/articles/s41380-022-01680-x
- https://www.nature.com/articles/s41580-020-00313-x
- https://fortune.com/well/2023/05/04/metformin-anti-aging-longevity-risks-side-effects/
- https://www.ncbi.nlm.nih.gov/pmc/articles/PMC8965502/
- https://www.nature.com/articles/s43587-023-00416-y
- https://www.nature.com/articles/s41586-019-1365-2
- https://www.nature.com/articles/s41392-023-01343-5

- https://www.nature.com/articles/s43587-021-00151-2
- https://www.technologyreview.jp/s/277851/saudi-arabia-plans-to-spend-1-billion-a-year-discovering-treatments-to-slow-aging/
- https://www.technologyreview.jp/s/255842/meet-altos-labs-silicon-valleys-latest-wild-bet-on-living-forever/
- https://www.caa.go.jp/policies/policy/food_labeling/foods_with_function_claims/
- https://www.nature.com/articles/s41591-022-01923-y
- https://www.ncbi.nlm.nih.gov/pmc/articles/PMC9337830/
- https://www.nature.com/articles/s41587-020-00750-1
- https://www.nature.com/articles/s41591-023-02560-9
- https://www.technologyreview.jp/s/273507/aging-clocks-aim-to-predict-how-long-youll-live/
- https://www.thelancet.com/journals/lanwpc/article/PIIS2666-6065(23)00176-1/fulltext
- https://www.natureasia.com/ja-jp/clinical/research/13751
- https://www.bloomberg.co.jp/news/articles/2024-01-29/S81OKBT0G1KW00
- https://www.nature.com/articles/d41586-022-00070-1
- https://doi.org/10.1038/d41586-022-00070-1
- https://www.nature.com/articles/s41598-019-45387-6
- https://www.ncbi.nlm.nih.gov/pmc/articles/PMC5882936/
- https://natgeo.nikkeibp.co.jp/atcl/

news/16/081000304/
- https://jbpress.ismedia.jp/articles/-/78573#google_vignette
- https://link.springer.com/article/10.1007/s11357-020-00274-1
- https://www.thelancet.com/journals/lanhl/article/PIIS2666-7568(23)00258-1/fulltext
- https://www.nature.com/articles/s43587-023-00416-y/tables/1
- https://www.nature.com/articles/s43587-023-00416-y
- https://www.nature.com/articles/s41587-023-01854-0
- https://www.ncbi.nlm.nih.gov/pmc/articles/PMC8965502/
- https://fortune.com/well/2023/05/04/metformin-anti-aging-longevity-risks-side-effects/
- https://www.sciencefocus.com/the-human-body/anti-ageing-medication-health
- https://www.ncbi.nlm.nih.gov/pmc/articles/PMC5943638/
- https://www.technologyreview.jp/s/277851/saudi-arabia-plans-to-spend-1-billion-a-year-discovering-treatments-to-slow-aging/
- https://xtrend.nikkei.com/atcl/contents/18/00617/00010/
- https://www.technologyreview.jp/s/255842/meet-altos-labs-silicon-valleys-latest-wild-bet-on-living-forever/
- https://www.technologyreview.jp/s/294128/how-scientists-want-to-make-you-young-again/
- https://engineer.fabcross.jp/archeive/230802_ncc.html
- https://www.rhelixa.com/knowledgebase/why-

epigenome/
・https://www.researchgate.net/publication/376583494_The_Information_Theory_of_Aging
・https://www.cell.com/trends/genetics/fulltext/S0168-9525(23)00186-5
・https://www.nature.com/articles/s41586-020-2975-4
・https://www.liebertpub.com/doi/10.1089/cell.2023.0072
・https://www.nature.com/articles/s43587-023-00528-5
・https://www.ncbi.nlm.nih.gov/pmc/articles/PMC8836117/
・https://www.cell.com/trends/genetics/fulltext/S0168-9525(23)00186-5
・https://www.ncbi.nlm.nih.gov/pmc/articles/PMC9042193/
・https://www.ncbi.nlm.nih.gov/pmc/articles/PMC9042193/
・https://www.nature.com/articles/s41380-022-01680-x
・http://genomics.senescence.info/genes/search.php?organism=Caenorhabditis+elegans&show=4
・『LIFESPAN 老いなき世界』デビッド・シンクレア
・『「死」とは何か』シェリー・ケーガン
・『［図説］老いと健康の文化史』リナ・ノエフ
・『ケンブリッジ大学・人気哲学者の「不死」の講義』スティーヴン・ケイヴ
・「AERA dot.」
・「JBpress」
・「現代ビジネス」

・「マネー現代」
・「週刊現代」

早野元詞（はやの・もとし）

1982年、熊本県に生まれる。生命科学博士。慶應義塾大学医学部特任講師。東京理科大学嘱託准教授。株式会社「Flox Bio」共同創業者、アメリカ「One Genomics.Inc」共同創業者。2005年、熊本大学理学部を卒業。2011年、東京大学大学院新領域創成科学研究科で博士号（生命科学）を取得。東京都医学総合研究所所員、日本学術振興会海外特別研究員、ハーバード大学医学部客員研究員などを歴任。

寿命《じゅみょう》を自分《じぶん》で決《き》める時代

「若返り科学」で250年になる人生の設計図

Hanada新書 009

2025年4月30日　第1刷発行

著　　者　早野元詞
発 行 者　花田紀凱
発 行 所　株式会社 飛鳥新社
〒101-0003
東京都千代田区一ツ橋2-4-3 光文恒産ビル 2F
電話　03-3263-7770（営業）　03-3263-5726（編集）
https://www.asukashinsha.co.jp
装　　幀　ヒサトグラフィックス
印刷・製本　中央精版印刷株式会社
本文組版　朝日メディアインターナショナル株式会社
校正担当　得丸知子
編集協力　間渕 隆

ISBN 978-4-86801-078-4

編集担当　沼尻裕兵

Hanada新書

002
「いい人」の本性
飯山陽

003
猫だけが見える人間法則
佐藤優

004
60歳から体温を「0.5度」アップする健康法
川嶋朗

「いい人」のフリをしてとんでもない悪を為す者は、日本の政界、財界、学界、メディアだけでなく、世界中にいる。9割の人が騙されている偽善者の正体を暴く！

知の巨人が最も書きたかった現代版『吾輩は猫である』。8つの人間法則から日本人の未来を予言する。「猫だけが見える人間法則」は確かに存在する。

「体温を一度アップする」というと、たいそうハードルの高い作業のように感じてしまう。しかし、日々のちょっとした生活習慣の工夫で、簡単に実現可能なのだ！